KANGFU ZHILIAO FENGXIAN PINGGU HE
YINGDUI BUZHOU

康复治疗
风险评估和应对步骤

主编 〔日〕宫越浩一　　郭　丹

编者　张　羽　吴　丹　王　昭

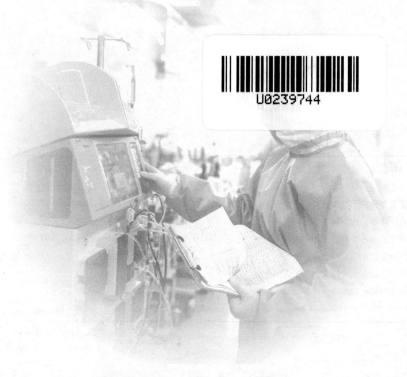

北京科学技术出版社

图书在版编目（CIP）数据

康复治疗风险评估和应对步骤 /（日）宫越浩一，郭丹主编 . —北京 ：北京科学技术出版社，2024.2

ISBN 978-7-5714-3449-6

Ⅰ.①康… Ⅱ.①宫… ②郭… Ⅲ.①康复医学Ⅳ.①R49

中国国家版本馆CIP数据核字（2023）第244361号

责任编辑： 张慧君　张真真		**电　话：**	0086-10-66135495（总编室）	
			0086-10-66113227（发行部）	
责任校对： 贾　荣				
图文制作： 北京永诚天地艺术设计有限公司		**网　址：**	www.bkydw.cn	
责任印制： 吕　越		**印　刷：**	河北鑫兆源印刷有限公司	
出 版 人： 曾庆宇		**开　本：**	889 mm × 1194 mm　1/32	
出版发行： 北京科学技术出版社		**字　数：**	126千字	
社　址： 北京西直门南大街16号		**印　张：**	5.25	
邮政编码： 100035		**版　次：**	2024年2月第1版	
ISBN 978-7-5714-3449-6		**印　次：**	2024年2月第1次印刷	

定　价：69.00元

目 录

总　论

第1章

康复治疗中的风险管理

1. 风险管理的必要性

近年来对患者安全的关注度越来越高。在康复训练中也应关注患者安全，必须采取充分的措施以保障患者的安全。与康复相关的不良事件包括并发症、事故和医疗相关感染（表 1-1）。

表 1-1 不良事件的例子

不良事件	例子
并发症	·深静脉血栓形成、肺血栓栓塞症、缺血性心脏病、心律失常、主动脉瘤破裂 ·低血糖、直立性低血压 ·脑卒中复发、症状加重，痉挛
事故	·跌倒、跌落 ·治疗仪引起的灼伤 ·吃饭时发生窒息 ·管路脱落、切断管路
医疗相关感染	·新型冠状病毒（COVID-19）感染、流行性感冒、耐药细菌感染、克罗恩病等

不良事件的发生会导致生命预后不良和功能预后不良，以及患者和家属的满意度下降；此外，还会引起因长期住院、追加医疗行为所导致的成本增加等医院运营上的问题，以及工作人员因为应对不良事件而业务负担增加的问题。

2. 适当的对策

一方面，充分的风险管理可以减少不良事件并提高治疗效果。另一方面，如果为了预防不良事件的发生而不能进行积极的康复训练，功能改善也有可能不充分。同时应注意，过度的预防措施会导致工作人员的业务负担加重和成本的增加。在风险管理中必须考虑利与弊的平衡，采取适当的对策（表1-2）。

表1-2　风险管理的利与弊

利	弊
不良事件的减少 治疗效果的提高	过度的预防措施导致功能改善不足 业务负担加重 成本增加

3. 针对并发症的对策

康复治疗的对象可能会出现各种状态变化和生命体征的波动。

虽然轻度的状态变化只进行观察就可以，但其中也可能潜藏有致死的严重并发症。重要的是，应判断患者状态变化的背后是否潜藏着严重的并发症。

疑为紧急性、高危并发症的状态变化有胸痛、呼吸困难、意识障碍、心律失常等。这些情况在几分钟内就有恶化的危险，必须尽快采取措施。

经常发生的状态变化有恶心、呕吐、血压波动等。这些症状往往不紧急，但有时也可能是严重并发症的早期症状，因此切不可掉以轻心。

应采取对策预防并发症的发生，并采取适当的措施使状态变化的影响最小化。

3.1　预防并发症的发生

有必要通过筛查识别高危患者，以预防并发症的发生。越是全身状态不稳定、虚弱的患者，越容易发生并发症，其后果也越严重。

在开具康复处方的阶段，有必要从病历信息中掌握患者的全身状态。此时，不仅要了解康复治疗所针对的疾病，还要了解包括并存疾病在内的患者的全身状态。如果判断患者的危险性较高，则应避免选择高强度的运动项目，以免诱发并发症。

3.2　将状态变化的影响最小化

患者的状态变化可能是突然发生的，但在事前往往有某些前兆。为了发现这种变化，需要密切关注患者的主诉和生命体征的变化。对通过筛查判断为全身状态不稳定的患者，要尤其敏感。通过早期发现病情变化并告知医生，可以预防患者发生严重的状态变化。

另外，全身状态不稳定的患者在病房内进行训练也很有效。住院部与康复室相比，医生、护士等人员配置以及治疗所需的物品都比较齐全。这样就可以在并发症发生早期采取适当措施，将并发症的影响降至最低。

3.3　并发症管理和康复计划

在进行并发症管理的同时，还需要基于合理的预后预测制订康复计划。为了预测预后，除了疾病的严重程度以外，患者的恢复能力也是重要的参考信息。与恢复能力有关的重要因素有患者的体力

（预备能力）、年龄、并存疾病、营养状态、病前日常生活活动能力（activities of daily living，ADL）等。这些因素反映了患者的全身状态，也与并发症的危险性密切相关。

也就是说，并发症风险高的病例往往同时具有阻碍康复的因素，ADL 难以提高。而且，并发症风险高的病例，通常其疾病预后不良，即使 ADL 得到了提高，在不久的将来也有不少病例难以维持 ADL。

康复治疗带来的益处与并发症的风险关系密切。在实施康复计划时，必须考虑到这些因素的平衡，根据患者的情况进行综合判断。在这一点上，安全管理知识在康复计划中也很重要。

4．针对事故的对策

4.1 跌倒、跌落

与康复相关的事故会给患者带来各种各样的负面影响。最常见的事故是跌倒、跌落。

跌倒、跌落事故不仅发生率高，有时还会因骨折、颅内出血等造成患者重大残疾，甚至导致患者死亡。

4.2 管路脱落

与跌倒、跌落同样高频率发生的事故还有各种各样的管路脱落。由于这些管路涉及生命支持系统，一旦脱落就会造成危及生命的情况，所以特别需要识别具有危险性的管路。

能引起重大问题的导管有气管切开导管、胃造瘘管、中心静脉导管、动脉插管等。特别是在注射抗癌药的过程中，如果输液管被拔掉，抗癌药渗漏至皮下，会造成组织坏死，引起严重的并发症。另外，造瘘管的意外拔除会引起腹膜炎，也会造成严重的后果。在留置这些管路时，尤其需要慎重对待。

4.3　窒息

窒息事故与跌倒、跌落和管路脱落相比，发生率较低。但是，窒息事故的致死率很高，非常紧急，结果往往很严重，因此，引起诉讼的情况较为常见。

有必要有效筛查出具有吞咽障碍危险因素的患者，对其提供适当的饮食形态和监护。另外，还需要事先训练应对窒息的急救处理方法。

5.　针对感染的对策

负责康复训练的治疗师和患者长时间处于距离非常接近的状态，肢体上的接触也非常密切，因此，病毒和细菌可通过接触传播、飞沫传播和空气传播，引起感染。

另外，治疗师经常同时处理多个病房的患者，因此具有在院内广泛传播感染的危险性。作为康复对象的患者大多虚弱，容易罹患传染病。近年来，随着针对癌症患者的康复治疗的普及，具有易感性的病例也在增多。

感染预防措施包括针对所有患者的标准预防措施，以及针对特定传染病或细菌感染患者所实施的不同途径的预防措施。在标准预防措施中，最基本的是保持手卫生。一般认为，医疗工作者不可能不知道手卫生的重要性，但实际上其现场遵守率并不高。

在在线数据库中以"手卫生（hand hygiene）"为关键词进行文献

检索，可以获得非常多的文献。在这些文献中，手卫生的遵守率为
30%~50%。虽然众所周知手卫生的重要性，但很多医疗机构的现状
是无法实施。为了提高手卫生的遵守率，有必要进行关于感染预防措
施的教育，以及以"能够无压力地执行手卫生"为目标的环境建设。

第2章

评估方法

1. 风险筛查

为了安全地进行康复治疗，识别高危患者并采取预防措施很重要。应将患者病历信息、问诊和体格检查结果及其他检查结果作为参考（图2-1）。

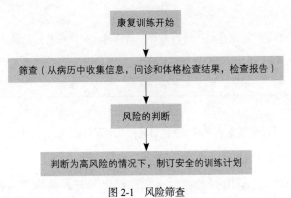

图 2-1　风险筛查

若筛查判断为高风险，应通过制订避免诱发并发症的安全训练清单，预防并发症的发生。通过评估每天训练时患者全身状态的变化，也可以早期发现异常情况。此外，如果能够预测可能出现的并发症，就可以提前准备应对异常情况的方法，从而将对患者的影响降至最低。

2. 从病历中收集信息

开康复治疗处方时，在到患者床边进行询问之前，有必要从病历中收集信息（表2-1）。在这个步骤，不仅要评估康复对象的疾病信息，还要评估其全身状态。

表2-1 筛查项目

筛查项目	高危因素
年龄	高龄
既往病史	重大疾病（脑卒中、缺血性心脏病、癌症等）
并存疾病	可能引发并发症的疾病（缺血性心脏病、阻塞性肺疾病、糖尿病等）
侵入性的治疗	全身麻醉的手术、放射治疗
正在使用的药物	治疗糖尿病的药物、降压药、抗癫痫药、抗癌药等
检查结果	血液检查、影像学检查、心电图
生命体征	意识水平、血压、脉搏、呼吸、体温

首先，应调查患者的年龄和日常生活活动能力（ADL）等背景。然后，了解既往病史、并存疾病等，掌握患者此次发病前的健康状态。年龄越大，ADL评分越低，既往病史和并存疾病越多，病情越严重，患者就越虚弱，全身状态越不稳定。根据康复对象的现有病历、身体情况和检查情况，掌握其疾病严重程度和治疗情况。对重症病例、处于发病早期的病例、治疗反应不良的病例，应予以注意。此外，还可以参照检查结果和生命体征等信息，评估康复对象的重要脏器的功能。

不仅在开康复治疗处方时，在以后的康复训练中，也要从病历中了解这些情况是否有变化。这时可以参考医生的病程记录、护理记录、追加实施的检查和处方内容等。

3. 床旁评估：生命体征

生命体征包括意识水平、血压、脉搏、呼吸、体温，可从病历上的护理记录中得知。护士 24 小时接触患者，护士掌握的信息非常重要。护理记录不仅记录着患者每天的生命体征，还记录着对患者的各种各样的观察结果。患者的主诉也同样重要。不仅要掌握当天的信息，还应掌握前一天或之前患者的状态变化。

不仅要察看护理记录，训练实施前也有必要进行生命体征的再评估，观察其是否随时间发生了变化。另外，对于病情不稳定的患者，在训练过程中也要反复测量其生命体征，特别是有自主神经功能障碍的患者，容易伴随训练出现生命体征的变化（如直立性低血压等），所以要特别注意。

3.1　意识水平

意识障碍可能是因为大脑没有得到足够的血液供应，或者是严重的代谢障碍等原因导致大脑出现功能障碍。

在意识障碍方面，有"对声音反应迟钝""容易闭眼""有些不对劲"等各种各样的描述。为了将患者意识障碍的严重程度具体地传达给他人，有必要使用普及的评估方法。

使用格拉斯哥昏迷评分法（Glasgow Coma Scale，GCS）（表 2-2）对意识障碍的严重程度进行评估，有助于掌握意识障碍的严重程度和变化，向医生报告时也比较方便。

表 2-2 格拉斯哥昏迷评分法（GCS）

反应		得分
睁眼反应（eye opening，E）	·主动睁眼	4
	·呼唤时可睁眼	3
	·因疼痛刺激而睁眼	2
	·任何刺激下都不睁眼	1
最佳语言反应（best verbal response，V）	·回答正确	5
	·语言错乱，定向障碍	4
	·说话能被理解，但无意义	3
	·能发出声音，但不能被理解	2
	·不能发声	1
最佳运动反应（best motor response，M）	·能执行简单命令	6
	·对疼痛刺激能定位	5
	·疼痛刺激时肢体正常回缩	4
	·疼痛刺激时肢体异常屈曲，呈"去皮质强直"姿势	3
	·疼痛刺激时肢体异常伸展，呈"去大脑强直"姿势	2
	·对疼痛刺激毫无反应	1

注：睁眼反应最高得 4 分，最佳语言反应最高得 5 分，最佳运动反应最高得 6 分，总分最高为 15 分。

3.2 血压

作为反映循环系统的动态指标，血压有很重要的意义。因为根据测量方法的不同会产生血压值的变动，所以必须用正确的方法进行测量。

测量血压时，上臂要保持在心脏的高度，同时嘱患者保持放松的姿势。袖带下端应靠近肘关节 1 横指左右。在触诊桡动脉的同时，进行袖带加压。从桡动脉搏动消失开始，进一步加压 20～30 mmHg，然后在听诊肱动脉的同时缓慢减压。如果开始听到科氏音（Korotokoff 音），此时的血压就是收缩压。持续减压的话，Korotokoff 音消失，把这时的血压作为舒张压进行记录。收缩压在 140 mmHg 及以上为高血压，在 90 mmHg 以下为低血压。

为了准确地测量血压，应使用血压计。通过对动脉搏动的触诊可以做出大致的判断。桡动脉触诊困难时，收缩压多在 80 mmHg 以下。如果触摸不到颈动脉搏动，收缩压有可能低于 60 mmHg。收缩压低于 60 mmHg 时有昏迷的危险，此时脑循环处于不稳定状态，必须尽快采取措施。

在进行运动负荷训练 [1] 时，收缩压超过 200 mmHg 或收缩压低于 70 mmHg 时，可以考虑停止训练。

对于重症患者，动态观察循环系统的功能尤为重要，有时还需要在动脉内插入导管进行持续监测。在这种情况下，平均血压和脉压可作为循环系统的动态指标。也可以进行简单计算：平均血压（mmHg）= 舒张压 + 脉压 ÷ 3（脉压 = 收缩压 − 舒张压）。

3.3　脉搏

脉搏的测量方法是触诊桡动脉并计数脉搏次数。将示指到环指的指尖部位放在患者前臂远端桡动脉部位进行触诊，观察脉率以及有无搏动不均匀。

计算脉率时，可以将 30 秒内的脉率乘以 2，或者将 15 秒内的脉率乘以 4，但计数 15 秒内的脉率的方法不够准确。在数脉搏数的同时，也应注意感觉脉搏是否规律。

如果脉搏不规律，则持续触诊 1 分钟，评估是有规律的心律失常，还是无规律的绝对心律失常。绝对心律失常大多是由心房颤动引起的。吸气时变快、呼气时变慢是呼吸性的变动，没有病理意义。

如果心率超过 100 次 / 分，就可以判断为心动过速；如果低于 60 次 / 分，则判断为心动过缓。根据运动负荷训练的实施指南[1]，脉率小于 40 次 / 分或超过 120 次 / 分时，应考虑停止训练。

3.4 呼吸

呼吸是重要的生命体征之一，但人们往往忘记对其进行评估和报告。在呼吸方面，应评估呼吸频率和呼吸方式。

呼吸频率的正常值是 12～20 次 / 分。呼吸频率在 20 次 / 分以上被认为是呼吸过速，超过 30 次 / 分是重度呼吸过速，呼吸频率达 40 次 / 分时应该考虑有呼吸骤停的危险。呼吸频率不足 12 次 / 分被认为是呼吸过缓。如果 10 秒以上没有呼吸，就要判断为无呼吸，考虑开始实施人工呼吸。

根据运动负荷训练的实施指南[1]，呼吸频率超过 30 次 / 分或呼吸频率不足 8 次 / 分时，应考虑停止训练。

呼吸频率的测量是通过目测观察胸廓的运动。和脉率一样，可以将 30 秒内的呼吸频率乘以 2，也可以将 15 秒内的呼吸频率乘以 4。因为呼吸是可以随意调节的，所以如果患者意识到自己被数呼吸次数，或者患者被催促深呼吸的话，就无法进行正确的测量。呼吸方式是浅呼吸还是深呼吸，有时也会成为判断紧急性的参考。

简便的方法是，试着模仿患者的呼吸，感觉其快慢和深浅，通过这种方法也能大致把握患者的呼吸状态。如果 3 秒呼吸 1 次，则呼吸频率为 20 次 / 分；如果 2 秒呼吸 1 次，则呼吸频率为 30 次 / 分。

4. 床旁评估：问诊

从病历上了解患者的情况后，就要到患者的床边进行问诊。这时将基于病历中的信息所预期的情况与患者的实际状况进行对照。此外，在问诊的同时应评估患者的精神功能。需要注意的是，对于因意识障碍和认知障碍而存在精神障碍的病例，有时自觉症状的主诉不明确，很难早期发现状态变化。

与其他职业相比，治疗师与患者接触的时间较长，因此能够了解详细的信息和细微的变化。治疗师在康复训练过程中应观察患者的主诉和生命体征的变化等，并以此为参考掌握患者的全身状态，修改康复训练方案。此外，治疗师还可以获知医生和护士没有掌握的信息。这时可以向医生和护士提供信息，帮助医生和护士优化患者的治疗，从而改善患者的状态，提高治疗效果。

4.1　疼痛等自觉症状

在与康复训练相关的各种各样的症状中，疼痛最常见，特别是有关运动器官疼痛的主诉十分常见。这是肩关节周围炎、骨关节炎、脊柱疾病等运动器官疾病导致的结果。这种情况没有紧急性，制订针对疼痛的训练方案，训练后向医生和护士告知情况就可以了。但是，有些严重的合并症也以疼痛为主要症状，如以运动器官疼痛为主诉的严重合并症有癌症的骨转移和骨关节感染，这些合并症的特征有疼痛强烈、疼痛随时间的推移而加重等。为了客观地把握疼痛的强度和变化并适当地将这些信息传达给医生和护士，最好采用视觉模拟评分法（visual analogue scale，VAS）等可以量化的方法来评估疼痛。另外，由于这些严重的合并症引起的疼痛多为安静时出现的疼痛，所以关于在什么情况下会产生疼痛的信息也很重要。

倦怠感和易疲劳等主诉也很常见。患者欲望低下原因有很多，有可能是贫血恶化和癌症引起的症状。因此，对于新出现的主诉，有必要从病史等多方面考虑其原因。

提示可能存在紧急合并症的自觉症状有胸痛和呼吸困难。如果是新出现胸痛、呼吸困难主诉，有必要考虑停止训练，并采取适当的应对措施。

4.2 呼吸困难的严重程度

呼吸困难不仅可以由呼吸系统异常所致，还可以作为心功能不全等循环系统异常的表现，故呼吸困难是重要的主诉。在临床现场可使用几种方法来评估呼吸困难的严重程度。

修正的英国医学研究委员会呼吸困难量表（mMRC）将呼吸困难的严重程度分为 0~4 级 5 个等级（表 2-3）。通过让患者选择适合自身情况的表述就可以进行评估，该量表使用起来很简便。

表 2-3 修正的英国医学研究委员会呼吸困难量表等级

等级	表现
0 级	只有在剧烈运动时才会气喘吁吁
1 级	在平坦的道路上快步走，或在平缓的上坡路上走的时候会感到气喘吁吁
2 级	因为呼吸困难，所以在平坦的道路上走得比同龄人慢，或者按照自己的步调走平坦的道路时，会因为呼吸困难而停下脚步
3 级	在平坦的道路上走 100 米或几分钟，就会气喘吁吁
4 级	气喘得出不了家门，换衣服的时候也气喘吁吁

对于有呼吸功能障碍的患者，通过定期对其进行评估，就可以评估呼吸功能是否恶化。

5. 身体情况

为了预防紧急并发症，发现循环系统、呼吸系统的异常表现很重要。这些异常情况往往会引起生命体征的变化。视诊、触诊、听诊对于身体情况的观察是很有用的。

5.1　视诊

观察患者的面色、表情、呼吸状态、有无出冷汗、有无皮下出血点等。不仅要看有无异常，还要注意观察与平时相比有无变化。如果患者面色苍白且出冷汗，则说明循环系统的状态可能不稳定，需要测量生命体征。

此外，面无表情可能也是状态变化的初期症状。最好详细地问诊是否存在其他异常情况，以应对新的状态变化。

如果出现皮下出血点，说明有出血倾向，因此在训练时要避免进行高强度的运动和剧烈的皮肤摩擦。

5.2　触诊

触诊时观察有无脱水和水肿。如果存在脱水情况，患者会出现皮肤干燥等症状。在脱水的情况下，患者容易出现直立性低血压等，因此要比平时更频繁地测量患者的生命体征。

如果出现下肢水肿，则有必要怀疑深静脉血栓形成（deep venous thrombosis，DVT）的可能性，特别是单侧下肢的快速水肿提示 DVT。若出现全身性的水肿加重，应怀疑存在心力衰竭、肾衰竭等重要脏器的功能障碍。由于治疗师接触患者四肢的机会较多，所以更容易注意到水肿的发生和加重。如果是新发生的水肿，需要尽早告知医生。

5.3　听诊

通过肺部听诊可以检测出呼吸器官的异常。通过听诊可以听到正常的呼吸音和正常时听不到的异常呼吸音（表2-4）。患者出现异常呼吸音时，观察其有无呼吸困难、发热、血氧饱和度（SpO_2）下降等，判断是否继续进行训练。特别是出现间质性肺炎时，患者的病情会迅速恶化。针对危险性高的患者，最好养成日常听诊的习惯。

表 2-4　异常呼吸音

中文名称	英文名称	听到的形式	疑似疾病举例
水泡音	coarse crackles	咕噜咕噜	肺炎、肺水肿、支气管扩张症、弥漫性泛细支气管炎
捻发音	fine crackles	啪哩啪哩	间质性肺炎、肺纤维化、早期肺水肿
哮鸣音	wheeze	哨笛音	哮喘、慢性阻塞性肺疾病、心力衰竭
干啰音	rhonchi	咕咕咕	哮喘、慢性阻塞性肺疾病、支气管扩张症、肺水肿

参考文献

[1] 日本リハビリテーション医学会 リハビリテーション医療における安全管理・推進のためのガイドライン策定委員会 編. リハビリテーション医療における安全管理・推進のためのガイドライン第2版. 東京: 診断と治療社, 2018.

第3章

状态变化时的应对

1. 应对紧急情况

在训练前或训练中患者发生状态变化时，首先需要做的是"认识患者的状态"。认识状态最重要的是评估所发生问题的紧急性（表 3-1 ）。

表 3-1　紧急情况的检查要点

检查要点	紧急级别	应对
心肺活动停止	极高	停止训练、紧急呼叫、心肺复苏
休克	高	停止训练、紧急呼叫
不稳定的信号	高	停止训练、紧急呼叫
生命体征异常	中～高	停止训练
其他伴随症状	中～高	停止训练

一方面，在紧急级别高的状态下要求做到迅速应对，应"边行动边思考"。这时需要对"不稳定的信号"保持敏感。表现出不稳定信号的患者可能会在短时间内出现状态变化，因此运送患者是很危险的。在这种情况下，要把医生叫到现场，确认患者全身状态稳定后再转移患者。

另一方面，在非紧急情况下，既要考虑到不要过度应对，也有必要考虑状态变化的原因，以免遗漏严重的并发症。这时要求考虑两点：一是是否停止训练，二是是否可以搬运患者。如果出现危险的并发症，或者无法排除病情进一步恶化的可能性，就应该停止当天的训练。在停止训练的情况下，还需要决定患者的运送方法。

1.1 发生心肺活动停止时的应对

发生心肺活动停止的患者，一般其生命预后和功能预后不良。但是，在心肺活动停止的情况下，如果病情表现为心室颤动（ventricular fibrillation，VF），则患者的生存率比较高。有多份报告指出，VF 发生后处置迟缓会导致生存率降低。

Valenzuela 等 [1] 报告了对发生 VF 的患者进行心肺复苏（cardio-pulmonary resuscitation，CPR）的开始时间、距离除颤的时间与生存率的关系（图 3-1）。心肺复苏开始的时间越晚，生存率越低。这是一场与时间的战斗，在这种情况下没有时间进行评估和研究对策。

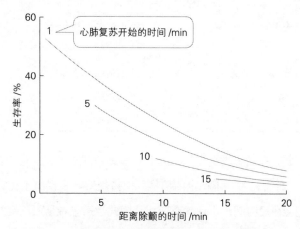

图 3-1　开始心肺复苏和距离除颤的时间及生存率 [1]
心肺复苏开始的时间越晚，距离除颤的时间越长，生存率越低

为了能够迅速、正确地实施基础生命支持（basic life support，BLS），需要反复进行训练。

1.2 紧急级别高的并发症

在判断紧急性时，除了考虑发生的问题有可能造成严重的后果之外，还要考虑大概多长时间内会发生严重后果。有些情况以分钟为单位，在极短时间内发生状态变化；也有些情况以数日至数月为单位发生状态变化，其紧急性不同（图 3-2）。

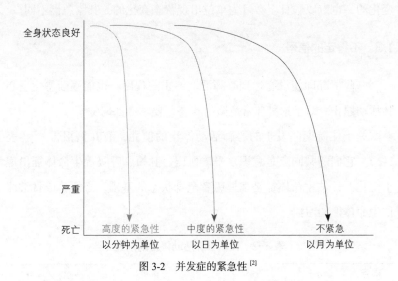

图 3-2　并发症的紧急性 [2]

有可能导致患者在数分钟或数十分钟、数百分钟内出现严重状态变化的疾病有肺血栓栓塞症、急性冠脉综合征、主动脉瘤破裂、主动脉夹层、主动脉瓣狭窄等。这些疾病都是大血管闭塞或破裂引起的。这些疾病发病速度很快，症状也很严重。其他疾病还有心律失常、张力性气胸、哮喘反复发作、过敏反应等，提示这些疾病的症状有胸痛和呼吸困难。

有可能导致患者在数小时到数天内出现严重状态变化的疾病有慢

21

性阻塞性肺疾病（chronic obstructive pulmonary disease，COPD）、心力衰竭急性加重、脑卒中、脑膜炎、败血症、肠系膜动脉栓塞等。

对于这些严重的并发症，重要的是预先知道其特征，在患者的状态发生变化时观察是否有可疑的征象。

紧急级别高的并发症是指在短时间内会导致严重后果的并发症。即使是有死亡危险的并发症，有以分钟为单位在极短时间内出现状态变化的，也有以数日至数月为单位出现状态变化的，其紧急性不同。

1.3 不稳定的信号

一些情况即使没有达到心肺活动停止的程度，也能逐渐恶化至心肺活动停止。对于这种非常危险的状态，要掌握如何觉察。

关于住院期间发生的心肺活动停止的前兆，有几例报告[3-5]（表3-2）。它们的共同点是意识水平、血压、脉搏、呼吸等生命体征出现了变化。评估生命体征是掌握患者全身状态的基础，必须养成日常评估生命体征的习惯。

表 3-2　预示心肺活动停止的前兆

报告人（年份）	前兆
Buist, 2004[3]	·意识水平低下 ·意识丧失 ·血压下降
Buist, 2004[3]	·呼吸过缓 ·SpO_2 下降 ·脉率过缓
Hillman, 2002[4]	·意识水平急剧下降 ·血压下降 ·心动过速 ·呼吸过缓

报告人（年份）	前兆
Franklin, 1994[5]	· 意识的变化 · 血压变化 · 心率变化 · 呼吸频率的变化 · 胸痛

除此之外，提示短时间内可能会变成危险状态的并发症的特征也很重要。提示这些并发症的特征有：迅速起病、症状严重、胸痛、呼吸困难。此外，头部和腹部（重要脏器所在处）出现的疼痛也很重要。另外，若病情随着时间的推移加重，也应该判断为全身状态不稳定。将这些组合起来，就可以构成"不稳定的信号"（表3-3），特别是出现多个不稳定信号时，患者患严重疾病的可能性较高。

表 3-3　不稳定的信号[6]

· 主诉：胸痛、呼吸困难、剧烈头痛、剧烈腹痛

· 发病方式：迅速起病，随时间推移病情加重

· 意识：意识障碍（意识水平低下、不稳定、昏迷）

· 循环系统：血压下降，新出现的心律失常

· 呼吸：呼吸异常（呼吸过速、呼吸过缓），SpO_2 下降

· 外观：发绀、出冷汗、表情痛苦

注：看到这些信息的时候表明可能存在紧急级别高的并发症，特别是同时存在多个不稳定信号时，需要慎重对待。

在出现这些信号的情况下，有必要判断将患者从现场转移是否存在风险。在运送患者的过程中，一旦发生严重的变化，能够应对的工作人员是很少的，有时请求支援也很困难。因此，出现不稳定信号的患者不要离开现场，应召集医生到现场对患者进行评估并努力稳定患者的病情。

1.4 出现其他状态变化时的应对

康复对象可能遭遇的状态变化包括生命体征的变化、自觉症状的变化及其他身体状况的变化等多种情况（表3-4）。有报告称，在与康复治疗相关的状态变化中，最常见的是不舒服和呕吐，其次是生命体征的波动，而胸痛和呼吸困难只占百分之几。其他高频发生的状态变化还有倦怠感、眩晕、发热等。

表3-4　康复对象可能遭遇的状态变化

状态变化	症状
生命体征的变化	·意识障碍（意识水平低下、不稳定、晕厥） ·血压波动（血压下降、血压升高） ·脉搏波动（脉率过速、脉率过缓、期前收缩） ·呼吸异常（呼吸过速、呼吸过缓） ·SpO_2 下降
自觉症状和其他身体状况的变化	·胸痛 ·心悸 ·呼吸困难 ·恶心、呕吐 ·痉挛 ·头痛 ·腹痛 ·眩晕 ·发热 ·背痛、腰痛 ·关节痛、肌肉痛 ·水肿

注：从这些状态变化来考虑原因，根据原因判断是否紧急。

虽然预防并发症很重要，但是过度应对会造成现场的混乱，也会让患者失去训练的机会。因此，需要灵活应对高频发生的状态变化。

需要注意的是，高频发生的状态变化中也可能隐藏着严重的并发症。例如，急性冠脉综合征导致的呕吐。在这种情况下，很多人还会出现生命体征的波动以及出冷汗等症状。对于出现状态变化的患者，需要关注其生命体征和其他伴随症状等，不要忽略了严重的并发症。

1.5　康复医疗的安全管理和推进指南

日本康复医学会于 2018 年发布了《康复医疗的安全管理与推进指南（第 2 版）》[7]。该指南旨在预防并发症、医疗相关感染、其他医疗事故等不良事件，并将其发生的影响降至最低。作为应对不良事件的对策，该指南在临床场景中提出了临床问题（clinical question，CQ）。作为对各个 CQ 的回答，列出了推荐意见，以问题和回答的形式简单构成。对于推荐意见，会对其依据文献的质量进行考量，设定证据的确定性。

证据的确定性的等级分为 A ~ D，如果存在质量足够高的证据，证据的确定性等级即为 A（表 3-5）。综合研究证据的确定性、利与弊的平衡、成本和患者的负担等各种因素后，决定推荐的等级。推荐的等级分为"强推荐"和"弱推荐"2 个等级（表 3-6）。

表 3-5　证据的确定性

等级	内容
A（强）	对效果的估计非常确信
B（中）	对效果的估计有中等把握
C（弱）	对效果的估计信心有限
D（非常弱）	对效果的估计几乎无法确定

表 3-6 推荐等级

等级	表述
1（强推荐）	推荐做 / 推荐不做
2（弱推荐）	建议做 / 建议不做

在"执行运动负荷训练的标准"中，CQ 的表述方法有"在……的情况下，是否进行运动负荷训练？"和"训练中出现……时该怎么做？"这两种形式。

针对第一种 CQ 的表述，应在每天训练开始前对患者进行评估，如果患者的状态发生了某种变化，就可以判断当天是实施训练还是停止训练。在大部分的 CQ 中，有这样的表述："在……原因明确且全身状态稳定的情况下，建议实施训练"。也就是说，在发生状态变化的情况下，不能立即判断停止训练，而是应考察状态变化的原因以及患者的全身状态是否稳定。这种推荐意见被认为是"建议"，推荐等级是弱的。因此，在判断是否实施训练时，现场的医疗从业人员的裁决权很大。

针对第二种 CQ 的表述，应在训练开始前状态稳定，但在训练开始后出现某种状态变化时，对当日的训练是继续还是停止进行判断。这部分分别列举了生命体征的变化以及康复对象中出现频率较高的症状变化。假定在训练中出现了新的状态变化，在现场很难明确状态变化的原因，在这种情况下，不应继续训练，而是要优先稳定患者的全身状态，并找出状态变化的原因。因此，推荐意见是"出现……时，推荐停止当天的训练并进行详细检查"。这种推荐意见被认为是"推荐"，推荐等级是强的。如果符合这个标准，最好停止训练。

另外，关于生命体征，指南提供了考虑停止训练的参考值。这些只是参考值，并不是绝对的标准。而且，这条推荐意见以"建议"结尾，推荐等级是弱的。因此，在判断是否实施训练时，现场的医疗从业人员的裁决权很大。此外，还应考虑患者平时的状态，做出综合判断。

1.6　诊断的聚焦

为了精确地判断问题的紧急性，有必要缩小引起问题的原因的范围，再进一步考虑聚焦的诊断的严重性，或者是否有加重的可能性，以此来判断紧急性。这个过程需要一定水平的诊断技术、丰富的医学知识及知识的应用能力。

关于诊断的聚焦，首先需要提取出能够简单概括状况的关键词。患者的病历和治疗内容大多比较复杂，而且状态变化也不只是单纯的症状和生命体征的变化，从如此大量的信息中提取最重要的关键词是很有必要的。

根据这个关键词考虑鉴别诊断。关于考虑鉴别诊断的方法，如果是明显限于局部的症状，从解剖学的位置关系来考虑。例如，如果是胸痛，就应想到胸部的脏器，列举循环器官、呼吸器官、消化器官（食管、胃等上消化道）等脏器和胸壁可以产生的问题。

如果不是局部的问题，就应考虑全身的器官。这个时候，鉴别诊断可能会达到庞大的数量，有忘记重要的鉴别诊断的危险。因此，如果包含了意识障碍等出现频率高、紧急级别高的并发症，就需要记住鉴别诊断。如果是意识障碍的话，有一种叫作"AIUEOTIPS"的谐音记忆方法，在医生当中广泛使用。

面向医生的诊断学教材中，鉴别诊断列表往往列举了许多疾病。记住所有鉴别诊断是很困难的，而且并不是所有这些疾病都具有同等的重要性，要一一鉴别既困难又浪费时间。因此，更现实的做法是以紧急级别高和频率高的疾病为中心，按照优先顺序列举鉴别诊断。根据鉴别诊断中列出的诊断范围，参考体格检查结果等信息来缩小诊断范围，判断紧急程度。

1.7 患者的搬运方法

若判断停止训练，接下来需要决定患者的搬运方法。搬运患者是一件危险的事，必须认识到这一点。其理由有以下几点。

（1）在大型医院，搬运患者需要花费几分钟。

（2）运送过程中，患者身边的人员数量有限。

（3）难以掌握患者的情况（由于人员数量和物品数量受限，以及需要推轮椅或抬担架）。

（4）患者病情恶化时，很难获得支援（特别是在电梯里，连手机都打不通）。

（5）难以筹措进行应急处理所需的物品。

因此，在搬运患者时，必须考虑运送所需的时间，以及在此期间是否能充分降低病情恶化的危险性。（表3-7）首先，应重新检查鉴别诊断，考虑是否真的排除了危险的并发症。接着观察症状和生命体征随时间的变化，在几分钟内确认患者病情是否稳定。最后开始调运人员和物品。

表 3-7 搬运患者前需要考虑的重要事项

·有没有什么特征让人怀疑有危险的并发症？
·生命体征在过去几分钟内是否稳定？
·是否确保了运送所需的人员？
·是否确保了情况恶化时的联络方法？

搬运要根据患者的情况选择担架或轮椅。当患者的意识水平欠佳或血压偏低时，最好选择担架。搬运应由 2 人以上进行，其中一人应携带通讯工具，以便随时观察患者状态，及时请求支援。

2. 向医生传达信息

当判断患者情况不佳而无法搬运时，必须向主治医生报告情况，召集医生到现场进行处理。一般医生都很忙，如果不能在短时间内恰当地传达情况，就不可能得到期待的应对。在传达患者状态变化的信息时，必须意识到这一点。在表 3-8 中列出了应传达给医生的必要的信息。

表 3-8　应传达给医生的信息 [2]

分类	内容
发生了什么	·患者状态变化的内容 ·发生时的状况 ·实时的变化
生命体征	·意识水平 ·血压 ·脉搏 ·呼吸
用于传达状态的附加信息	·面色 ·出冷汗 ·喘鸣 ·震颤 ·发绀

应具体说明患者发生了什么、处于怎样的状态（严重程度）。因此，应该采用客观的评估方法和可量化的表达方式。生命体征（包括

意识水平、血压、脉搏、呼吸）可以量化，特别是意识水平，通过使用日本昏迷量表（Japan Coma Scale，JCS）和 GCS，可简洁、准确地传达意识状态的信息。除了生命体征之外，患者外观上呈现出的严重程度也是重要信息，面色、表情、出冷汗、喘鸣、震颤、发绀等作为反映疾病严重程度的关键点是有用的。

3. 现场的应急处置

出现最严重的紧急情况（即心肺活动停止）时，需要在现场迅速地实施 BLS。BLS 的程序已被标准化，即使不是医疗从业人员也能实施，非常简单。所有人员都必须掌握这种基本的 BLS 技能，并进行反复训练，以便在关键时刻能够毫不犹豫地执行。若启动 BLS 的情况是非常紧急的事态，必须从一级救治措施 BLS 向更高级的二级救治措施"高级心脏生命支持"（advanced cardiac life support，ACLS）升级。因此，必须在 BLS 开始的同时启动院内紧急呼叫器，迅速请求多名医生和多个科室的支援。

即使没有达到心肺活动停止的地步，必要时也要把医生召集到现场。由于医生到达现场需要几分钟，为了避免患者病情在此期间恶化，必须先进行现场处理。首先要确保患者的安全。应让患者在安全的地方采取卧位，以免跌倒或跌落而造成二次伤害。容易评估患者状态的体位是仰卧位，但是，如果有恶心、呕吐等危险，采取仰卧位有因误吸呕吐物而导致窒息和吸入性肺炎的危险，所以最好采取侧卧位。

确保患者安全后，应频繁评估患者的自觉症状和生命体征。生命体征评估的频率要根据病情来判断。如果判断病情严重，最好每隔

1～3分钟评估一次。部分自动血压计机型内置计时器，可以以一定的时间间隔自动测量；使用计时器也很高效。

如果采取卧位后血压持续下降，可以通过抬高下肢使血压升高。如果是由直立性低血压等引起的血压下降，则应评估平卧后血压是否升高。如果出现SpO₂下降或发绀，则说明出现了低氧血症，最好开始给氧。另外，对急性冠脉综合征患者也需要给氧。开始给氧前，必须通过电话联系医生以确认是否给氧、给氧的流量和给氧的方法（是使用鼻导管还是使用面罩）。

要将这些观察事项和现场的处理及时记录下来。在诊断原因时，有关症状随着时间变化的记录能提供不少有用的信息。

参考文献

[1] Valenzuela TD, Roe DJ, Cretin S, et al. Estimating effectiveness of cardiac arrest interventions: a logistic regression survival model. Circulation, 1997, 96(10): 3308-3313.

[2] 亀田メディカルセンター 編. リハビリテーションリスク管理ハンドブック第4版. 東京: メジカルビュー社, 2019.

[3] Buist M, Bernard S, Nguyen TV, et al. Association between clinically abnormal observations and subsequent in-hospital mortality: a prospective study. Resuscitation, 2004, 62(2): 137-141.

[4] Hillman KM, Bristow PJ, Chey T, et al. Duration of life-threatening antecedents prior to intensive care admission. Intensive Care Med, 2002, 28(11): 1629-1634.

[5] Franklin C, Mathew J. Developing strategies to prevent inhospital cardiac arrest: analyzing responses of physicians and

nurses in the hours before the event. Crit Care Med, 1994, 22(2): 244-247.

[6] 坂崎ひろみ ほか. リハビリテーション訓練時に発生した急変・事故について. 総合リハ, 2009, 37（11）: 1067-1072.

[7] 日本リハビリテーション医学会 リハビリテーション医療における安全管理・推進のためのガイドライン策定委員会 編. リハビリテーション医療における安全管理・推進のためのガイドライン第2版. 東京: 診断と治療社, 2018

第4章

风险管理所需的系统

1. 系统构建

    安全管理需要对所有的患者、所有的人员都实施。这不仅需要医疗工作者个人的努力，还需要集体组织参与构建系统。可从结构、过程和结果三方面构建系统。结构方面，包括制订医疗手册和教育计划等；过程是监测医疗手册的遵守情况和教育计划的落实情况；结果包括治疗效果和不良事件的发生情况（表4-1）。

表4-1　系统构建

系统要素	内容
结构	·制订医疗手册 ·制订教育计划
过程	·医疗手册的遵守情况 ·教育计划的落实情况
结果	·治疗效果 ·不良事件的发生情况

    在这种系统中，需要有预防不良事件发生的系统、减轻不良事件的影响的系统及预防不良事件再次发生的系统（表4-2）。

表 4-2　风险管理所需的系统 [1]

系统		内容
预防系统	高危患者的筛查	·并发症的风险 ·跌倒、跌落事故的风险 ·窒息事故的风险
	对高危患者实施预防措施	·避免过度的运动负荷 ·身体状况有变化时，停止训练 ·为预防跌倒、跌落而加强监护 ·为预防窒息而改变饮食形态、强化监护
减轻影响的系统：在不良事件发生时做出适当的应对		·对工作人员实施 BLS 培训 ·完善院内紧急呼叫制度（明确呼叫方法和标准，向院内工作人员进行宣教） ·制作发生跌倒、跌落事故时的应对手册 ·必要物品的配置
预防不良事件再次发生的系统：事故报告		·共享发生的不良事件 ·制作预防不良事件再次发生的手册和对人员进行宣教

2. 构建系统

2.1 预防不良事件发生的系统

预防不良事件发生的系统的目的是通过筛查识别高危患者，并实施适当的预防措施。为了预防并发症，避免过度的运动负荷、身体状况有变化时停止训练等都是预防措施。此外，还需要预防跌倒、跌落或窒息事故。

2.2 减轻不良事件的影响的系统

即使采取了预防措施，也不可能完全避免不良事件。由于不良事件会以一定的频率发生，因此还需要一个将不良事件发生时对患者的影响降至最低的系统。

　　紧急性最高的并发症是心肺活动停止。在这种情况下，要求迅速采取适当的应对措施。为此，所有工作人员都必须接受 BLS 培训。另外，即使没有达到心肺活动停止的程度，在紧急性较高的状态下也应迅速请求支援。为了能够及时地请求支援，有必要完善院内紧急呼叫制度。明确呼叫方法和呼叫标准对于构建有效的系统十分重要。

　　此外，组建专门的应急小组也很有效。部分医疗机构组建了应对院内突发情况的紧急应对小组（rapid response team，RRT），并报告了其有效性。

　　跌倒、跌落、窒息等事故多发生在意想不到的时刻，发生事故的现场有时会很混乱。为了在这种情况下也能冷静地充分应对，将事故发生后的应对方法做成手册，以及进行日常的训练是很有效的。

　　有必要事先准备好发生不良事件时所需的物品，特别是当患者的状态发生变化时，必须配备测量生命体征的血压计、脉搏血氧仪、急救用的急救推车、自动体外除颤器（automated external defibrillator，AED）等。

2.3　预防不良事件再次发生的系统

　　防止不良事件再次发生的系统的制定也很重要，其中事故报告是有用的。根据海因里希法则（Heinrich's Law），重大事故的背景是大量的轻微事故及大量的未遂事故。为了构建有效预防事故的医疗系统，应该收集轻微事故和未遂事故的信息并进行分析和改进，而不应该只针对重大事故。

　　为此，有必要建立能够认真记录突发事件的风气，并且需要将分析结果和改善对策适当地反馈给现场。此外，为了预防不良事件再次发生，还需要根据实际情况定期修改预防风险的手册等。

3. 教育

随着培训学校的剧增，医疗机构的治疗师呈现出年轻化的趋势。为了能够将在培训学校学到的知识运用到临床现场，必须由有一定经验的医生在临床现场进行指导。但是，许多医务人员都很忙，能花在教学上的时间是有限的。因此，教育必须有效并高效地进行。为妥善应对并发症，治疗师需要具备良好的应用能力和沟通能力（表4-3）。

表4-3　为应对并发症而必须接受的教育 [1]

必要的能力	学习方法	学习目标等
知识	通过讲义和课本学习	·可以识别容易发生状态变化的患者（筛查高危患者） ·了解不同疾病的并发症 ·知道紧急级别高的并发症 ·知道发生频率高的并发症 ·了解相关的诊疗指南
技术	实际操作	·能够测量生命体征 ·能够实施BLS
应用能力	基于问题的学习与模拟	·能够识别状况（判断紧急性） ·能够根据情况做出决策
非技术技能	模拟	·能够与其他科室人员进行交流 ·具备团队领导力

注: 治疗师不仅需要专业知识和技术等技能, 还需要应用能力和沟通能力等非技术技能。

4. 必要的知识和技术

有关最低限度必须知道的知识，参见日本康复医学会发布的《康复医疗的安全管理与推进指南（第 2 版）》。此外与康复相关的还有《肺栓塞及深静脉血栓的诊断、治疗、预防相关指南》和《脑卒中治疗指南》，以及日本骨科医学会发布的各种准则等。

通过阅读这些指南可以高效地更新知识，从事康复治疗的临床工作人员应该仔细阅读。

学习知识主要是通过浏览讲义和课本。一方面，讲义可以系统而高效地提供有关疾病的信息。另一方面，讲师和学习者之间缺乏交流，信息提供往往是单向的，学习者容易处于被动的状态，因此知识的巩固程度也容易存在个体差异。

应对并发症的技术包括测量生命体征和实施 BLS。完成这些不仅需要具备基础知识，还需要掌握一定的技能，因此要进行实际操作的训练。

5. 应用能力、沟通能力和领导力

知识和技术的积累固然重要，但仅凭这些很难应对患者实际发生的病情变化，因此必须具备将知识和技术灵活运用于现场的应用能力，特别是对状况的识别和决策能力。所谓状况识别，是指根据患者发生的症状和生命体征的变化来判断紧急性。为了准确地判断紧急性，需要具备一定水平的诊断能力。良好的决策能力是指根据紧急情况迅速做出是否启动适当的应急措施和请求支援的判断与决断能力。

一个人很难应对现场的状态变化，往往需要请求支援，由多名工作人员来一起应对。与多名工作人员共同应对需要具备良好的团队精神，及时准确地沟通患者状况和应对方案的沟通能力，以及带领团队共同处置的领导力。

参考文献

[1] 亀田メディカルセンター　編. リハビリテーションリスク管理ハンドブック第 4 版. 東京: メジカルビュー社, 2019.

各　论

第5章

血压低下

1. 引起血压低下的疾病

　　康复对象出现血压降低的情况有很多，由此产生的各种各样的症状成为康复治疗的阻碍因素。

　　血压降低引起的症状有中枢神经系统症状（头晕、头重脚轻、头痛、焦虑和烦躁不安）、循环系统症状（心悸、胸痛、胸部压迫感）、消化系统症状（恶心、呕吐）等。严重的血压下降可能会导致晕厥。

　　低血压的原因如表 5-1 所示。根据持续时间，低血压分为持续性低血压、一过性低血压和急性低血压。

表 5-1　低血压的原因及其特征 [1]

原因	特征
休克	·血压急速下降，心动过速
原发性低血压	·持续性低血压
直立性低血压	·坐位、站立时血压急速下降
餐后低血压	·餐中到餐后 2 小时内的血压下降
血管迷走神经反射性低血压	·精神上和身体上的压力是诱因
循环血量减少	·出血和脱水 ·心动过速

原因	特征
慢性心力衰竭	· 全身性水肿，呼吸困难 · 治疗心力衰竭的药物的副作用也会导致血压下降
药物	· 降压药、利尿药、精神药物等

持续性低血压的原因有原发性低血压、慢性心力衰竭、循环血量减少等。紧急级别高的情况很少见，但如若低血压是由心力衰竭等心脏病引起的，必须注意其严重程度和变化过程。

一过性低血压虽然存在血压降低，但在短时间内会自然恢复。引起一过性低血压的原因有直立性低血压、餐后低血压、血管迷走神经反射性低血压等。这些大多是不紧急的，但要注意训练中预防出现跌倒事故。

在处理低血压时，考察其原因是很重要的。为此，有必要掌握血压的变化过程。应该养成日常观察护理记录中血压值及其变化的习惯。另外，在患者训练前、训练中及训练后也有必要测量血压。

2. 代表性疾病

2.1 休克

最紧急的血压下降状态是休克。急性循环衰竭会导致重要器官缺氧。休克的诊断标准尚未确立，但以往的报告大多以收缩压＜90 mmHg为标准。另外，也有以平均动脉压＜65 mmHg为标准的情况。此外，休克指数（脉率／收缩压≥0.9时怀疑出现休克）也可以作为参考。

发生休克时，血压降低的同时也会出现心动过速。休克时末梢血管的收缩和扩张也会引起一些症状表现（表5-2）。

表 5-2 休克的分类及其原因 [1]

分类	原因	表现
低容量性	循环血量减少（出血或脱水）	末梢血管收缩 面色苍白 四肢冰冷 心悸、心动过速 腋窝干燥
心源性	急性心力衰竭 急性心肌梗死 心律失常 心脏瓣膜病 心脏压塞 肺血栓栓塞症 张力性气胸	末梢血管收缩 颈静脉曲张 面色苍白 四肢冰冷 心悸、心动过速 呼吸困难
败血症性	重症感染	末梢血管扩张或收缩 发热 心动过速 呼吸困难
神经源性	血管迷走神经反射 脊髓损伤	末梢血管扩张 四肢发热
过敏性	药物过敏 食物过敏 蚊虫叮咬	末梢血管扩张 四肢发热，皮肤潮红 心动过速 呼吸困难、喘鸣

休克的背后往往隐藏着严重的疾病。如果不及时采取措施，会造成各种脏器的不可逆损害，甚至导致患者死亡。最优先的措施是稳定患者的全身状态，特别是在心源性休克的状态下，有发生心搏骤停的可能性，转运患者存在一定的危险。怀疑出现休克时要停止训练，并

召集医生到现场。

心源性休克的紧急性很高，要注意胸部症状和脉搏异常。

2.2 原发性低血压

原发性低血压原因不明，表现为持续性血压偏低，多无症状，但也有患者主诉易疲劳的情况。如果在合并直立性低血压的情况下血压没有明显下降，则可以照常进行训练。原发性低血压患者养成积极运动的习惯可以提高血压水平。

2.3 直立性低血压

采取直立位时血压下降称为直立性低血压。采取站立姿势时，收缩压下降 20 mmHg 以上，应考虑为直立性低血压。直立性低血压的症状有头晕、黑朦、头痛、出冷汗、乏力等，有时还会出现晕厥。

造成直立性低血压的常见原因有帕金森病等自主神经功能障碍相关疾病，以及循环血量减少（表5-3）。另外也有药源性的情况，能诱发直立性低血压的药物有降压药、精神药物等。也有因心力衰竭或心律失常等心脏病而发生直立性低血压的情况，最好通过心电图和超声心动图检查明确是否有上述异常。

表5-3 直立性低血压的原因

· 循环血量减少（出血、贫血、脱水）
· 自主神经功能障碍（帕金森病、多系统萎缩、糖尿病末梢神经病变、脊髓损伤）
· 心源性（心力衰竭、心律失常、心脏瓣膜病）
· 药源性（降压药、精神药物、利尿药、抗心律失常药、亚硝酸盐、镇痛药）
· 年龄增加

除非有严重的心脏病或活动性出血，否则应进行积极训练。此时如果因为害怕血压降低而不进行积极训练，就会因废用综合征而进一步加重直立性低血压。通过用弹性绷带压迫下肢，以及使用摇摆桌阶段性地进行站立训练等方法，可促进离床。

大部分直立性低血压没有紧急性，但心源性低血压时要注意。

2.4　餐后低血压

和直立性低血压一样，餐后低血压可见于老年人和患有自主神经功能障碍相关疾病的患者，有时患者甚至会出现晕厥。餐后低血压是由于餐后血流集中到消化器官而发生的，多发生在餐中至餐后 2 小时内。

患者进食时可能会出现晕厥，因此要注意防止窒息。如果症状频繁发生，就需要在患者进食的时候进行看护。训练最好避开餐后时间段。

2.5　血管迷走神经反射性低血压

除了能引起低血压，血管迷走神经反射也是晕厥（血管迷走神经性晕厥）的常见原因。疼痛刺激、长时间站立和处于坐位、疲劳、失眠等精神上或身体上的压力可引起血管迷走神经反射性低血压，该疾病在康复治疗的现场经常遇到。除了血压下降外，患者还会出现晕厥、恶心、出汗、面色苍白等症状，甚至会跌倒。此病不仅可发生于虚弱的老年人，也可发生于健康的年轻人。

血管迷走神经反射性低血压的预后良好，数分钟内能自然恢复。让患者静卧，通过抬高下肢可恢复血压水平。

最重要的是排除心脏病引起的血压下降，还需要评估是否伴有心悸等胸部症状和心电图异常。

2.6 循环血量减少

手术引起的出血和脱水容易导致循环血量减少，因而引起低血压。术后患者进行第一次训练时，最好事先掌握其手术的出血量和术后贫血的程度。另外，为了掌握有无脱水及脱水的程度，还需要观察饮食情况、水分摄入量、排尿量等。循环血量减少的患者容易出现直立性低血压，因此要注意训练时患者采取坐位和站立姿势时血压变化的情况。

2.7 慢性心力衰竭

慢性心力衰竭所导致的心功能低下会引起心搏出量减少，同时治疗心力衰竭的药物的副作用也能引起血压降低，这种情况不在少数。由于患者大多虚弱，过度卧床会出现废用综合征，这种情况会很有害。此外，要避免急剧的体位变换，在坚持训练的同时要注意血压的变化。

3. 血压下降时的应对

血压下降急速时，存在因严重疾病而出现循环衰竭继而出现休克的危险。观察是否有不稳定信号（意识障碍、胸痛、呼吸困难、呼吸过速、出冷汗、发绀、心动过速、SpO_2 下降），并决定应对方法（表 5-4）。

表 5-4　血压降低时的检查要点

检查要点	紧急级别	应对
意识障碍	高	停止训练并紧急呼叫
休克（心动过速）	高	停止训练并紧急呼叫

续表

检查要点	紧急级别	应对
胸痛、呼吸困难、呼吸过速和 SpO_2 下降	高	停止训练并紧急呼叫
收缩压 < 70 mmHg	高	停止训练并紧急呼叫
其他生命体征异常	中～高	停止训练
伴随症状（出冷汗、发绀等）	中～高	停止训练

4. 日本《康复医疗的安全管理与推进指南（第 2 版）》[2] 的推荐意见

CQ

在血压升高或血压下降的情况下，是否进行运动负荷训练？

推荐意见

在血压波动的原因明确且全身状态稳定的情况下，建议实施训练。但是，在实施训练的时候，要注意症状和生命体征的变化，训练内容要根据患者的情况进行调整。（弱推荐，证据的确定性：弱。）

作为考虑停止训练的标准，建议以收缩压超过 200 mmHg 或收缩压低于 70 mmHg 作为参考值。（弱推荐，证据的确定性：非常弱。）

参考文献

[1] 亀田メディカルセンター　編 . リハビリテーションリスク管

理ハンドブック第 4 版．東京：メジカルビュー社，2019.

    [2] 日本リハビリテーション医学会 リハビリテーション医療における安全管理・推進のためのガイドライン策定委員会 編．リハビリテーション医療における安全管理・推進のためのガイドライン第 2 版．東京：診断と治療社，2018.

第6章

血压升高

1. 引起血压升高的疾病

高血压很常见，根据其发生原因大致分为原发性高血压和继发性高血压（表6-1）。原发性高血压大多数是慢性高血压，慢性高血压大多没有急性基础疾病，坚持训练是没问题的。继发性高血压是指患有某种疾病导致血压升高的状态。继发性高血压根据其病因的不同，其紧迫性不同，情况最紧急的是脑卒中。

表 6-1　高血压的分类及其特征 [1]

疾病		特征
原发性高血压		·最常见 ·呈慢性高血压
继发性高血压	神经源性高血压（脑卒中急性期、脑肿瘤、脑外伤）	·中枢神经系统症状：头痛、意识障碍、恶心、呕吐、痉挛
	肾性高血压（肾实质性高血压、肾血管性高血压）	·继发性高血压中常见的类型 ·难治性高血压 ·肾损伤、肾萎缩
	内分泌性高血压（原发性醛固酮增多症、嗜铬细胞瘤）	·心悸、出汗、头痛、震颤、体重减轻 ·难治性高血压
	睡眠呼吸暂停综合征	·肥胖，白天容易嗜睡
其他	动脉硬化性高血压	·多见于老年人 ·收缩压升高，血压呈波动性（直立性低血压、餐后低血压）

2. 代表性疾病

2.1 原发性高血压

高血压最常见的原因是原发性高血压。原发性高血压呈慢性血压升高，紧急性不高。但是，高血压是脑卒中和循环系统疾病的危险因素，如果对其放任不管，将来发生这些疾病的风险会增高。因此，应根据高血压的严重程度采取口服降压药等治疗方法。

高血压按照血压值分类如下：Ⅰ级高血压［（140~159）/（90~99）mmHg］，Ⅱ级高血压［（160~179）/（100~109）mmHg］，Ⅲ级高血压（≥180/≥110 mmHg）。血压值以外的危险因素包括年龄较大（65岁以上）、吸烟、血脂异常、肥胖、代谢综合征、发病年龄较早的心血管病家族史、糖尿病。高血压引起的器官功能障碍包括脑、心脏、肾脏、血管和眼底的病变。根据血压值和血压值以外的危险因素，以及有无高血压性器官功能障碍，将高血压分级为低风险、中风险、高风险3组。[2] 对于Ⅲ级高血压或具有危险因素的高血压患者，建议尽早开始降压治疗。

原发性高血压本身并不是紧急的疾病，但是在有颅内动脉瘤、主动脉瘤、主动脉夹层的情况下，若发生动脉血管破裂则会变成严重的状态。因此，要了解患者的并存疾病，患有这些疾病的患者最好不要进行会使血压升高的训练。

在日本《主动脉瘤和主动脉夹层诊疗指南》[3] 中，关于主动脉夹层慢性期的治疗建议指出："对于可接受的运动（如骑自行车、跑步等），应设定在血压不超过180 mmHg的强度。"

2.2　继发性高血压

继发性高血压占高血压患者的 10% 左右，是由某些疾病引起的高血压。引起继发性高血压的疾病有肾实质性疾病、肾血管疾病、原发性醛固酮增多症、睡眠呼吸暂停综合征等。

对于重症高血压、抵抗性高血压、迅速起病的高血压、发病年龄早的高血压，应怀疑是继发性高血压。继发性高血压通常对降压药的治疗反应不良，调整血压较困难。针对原因进行治疗方能降压，因此需要确定病因学诊断。

训练的实施与否取决于血压值和所患的疾病，但是训练禁忌很少。避免进行诱发血压升高的训练项目，训练应在多次测量血压的同时慎重地进行。

2.3　脑卒中急性期

脑卒中急性期出现血压升高的情况很多，在促进患者早期离床的过程中经常因为患者出现血压升高而不知如何应对。这种血压升高是生物防御反应引起的，过度降压可能会加重病灶周围缺血区的功能障碍。因此，脑梗死的急性期一般不进行积极降压。

日本《脑卒中治疗指南（2015）》[4] 中，关于脑梗死急性期的推荐意见指出："脑梗死急性期持续出现收缩压 > 220 mmHg 或舒张压 > 120 mmHg 时，以及合并主动脉夹层、急性心肌梗死、心力衰竭、肾衰竭等情况下，慎重地考虑降压治疗（等级 C1——推荐，尽管科学基础薄弱）"。血压升高到一定程度就要进行观察。关于脑出血急性期的推荐意见指出："对于脑出血急性期的高血压，可以考虑尽早将收缩压降至 140 mmHg 以下，并维持 7 天（等级 C1——推荐，尽管科学基

础薄弱)"。脑出血急性期有血肿增大的风险，所以需要降压。

2.4 高血压急症和亚急症

高血压急症是指由高血压引起的重要器官的急性损害，显著高血压的标准通常是 180/120 mmHg 以上。高血压急症引起的器官功能障碍包括脑、心血管系统、肾脏等的功能障碍。

高血压脑病是高血压急症中最严重的一种。急剧和严重的血压升高会引起脑水肿。慢性高血压患者的血压在 220/110 mmHg 以上、健康人的血压在 160/100 mmHg 以上时有发病的可能性 [2]，症状为头痛、恶心、呕吐、意识障碍、痉挛等。若继发脑出血，病情严重者可危及生命。患高血压脑病时需要紧急降压。

如果血压大幅度升高，但不伴有急速恶化的器官功能障碍，则判断为高血压亚急症。此时的血压值多为 180/120 mmHg 以上。高血压亚急症虽然不要求紧急降压，但有必要注意是否有器官功能障碍。

3. 血压升高时的应对

不管是原发性高血压还是继发性高血压，都有可能因为血压水平异常高而出现重要脏器的损害，导致高血压急症或高血压亚急症的状况。这些情况下都需要尽快降压，根据血压值和伴随症状采取相应措施。如果发现血压升高，要注意提示高血压急症的不稳定信号（意识障碍、痉挛、头痛、恶心、呕吐、胸痛、强烈的腰背痛），并采取相应措施（表6-2）。

表 6-2　血压升高的检查要点

检查要点	紧急级别	应对
意识障碍	高	停止训练并紧急呼叫
痉挛、神经症	高	停止训练并紧急呼叫
胸痛、头痛、强烈的腰背痛	高	停止训练并紧急呼叫
收缩压＞ 200 mmHg	中～高	停止训练
其他生命体征异常	中～高	停止训练
伴随症状（出冷汗、发绀等）	中～高	停止训练

4. 日本《康复医疗的安全管理与推进指南（第 2 版）》[5] 的推荐意见

CQ

　　在血压升高或血压下降的情况下，是否进行运动负荷训练？

推荐意见

　　在血压波动的原因明确且全身状态稳定的情况下，建议实施训练。但是，在实施训练的时候，要注意症状和生命体征的变化，训练内容要根据患者的情况进行调整。（弱推荐，证据的确定性：弱。）

　　作为考虑停止训练的标准，建议将收缩压超过 200 mmHg 或收缩压低于 70mmHg 作为参考值。（弱推荐，证据的确定性：非常弱。）

参考文献

[1] 亀田メディカルセンター　編．リハビリテーションリスク管理ハンドブック第4版．東京：メジカルビュー社，2019.

[2] 日本高血圧学会高血圧治療ガイドライン作成委員会（編）．高血圧治療ガイドライン2014．東京：ライフサイエンス出版，2014.

[3] 高本眞一ほか．大動脈瘤・大動脈解離診療ガイドライン（2011年改訂版）．http://www.j-circ.or.jp/guideline/pdf/JCS2011_takamoto_h.pdf.

[4] 日本脳卒中学会脳卒中ガイドライン委員会（編）．脳卒中治療ガイドライン2015（追補2017対応）．東京：共和企画，2017.

[5] 日本リハビリテーション医学会　リハビリテーション医療における安全管理・推進のためのガイドライン策定委員会　編．リハビリテーション医療における安全管理・推進のためのガイドライン第2版．東京：診断と治療社，2018.

第7章

心悸、心律失常

1. 引起心悸的疾病

心悸是指察觉到日常不自觉的心脏搏动，并感到不舒服。心悸的原因有心律失常等心源性原因，也有非心源性原因（表 7-1 ～ 7-3）。

表 7-1　可引起心悸的循环系统疾病

疾病	特征
缺血性心脏病（尤其是急性冠脉综合征）	·疼痛不局限于胸部 ·压迫感、挤压感、烧灼感、钝痛、呼吸困难 ·出冷汗 ·伴有恶心、呕吐 ·休克
心律失常	·心动过速、心动过缓、期前收缩
心脏瓣膜病（尤其是主动脉瓣狭窄）	·呼吸急促 ·其他心力衰竭症状
心力衰竭	·喘鸣、端坐呼吸、颈静脉怒张、四肢水肿 ·休克

为了明确心悸的严重程度和原因，可以参考生命体征、发病形式、持续时间、心悸的性质、伴随症状等。在向医生报告情况时这些信息是必要的。从心悸的性质来看，如果是"一瞬间感到心跳加速"

表 7-2　可引起心悸的呼吸系统疾病

疾病	特征
肺血栓栓塞症	·呼吸过速 ·SpO_2 下降 ·下肢深静脉血栓形成 ·出冷汗 ·休克
COPD 急性恶化	·呼吸过速、呼吸过缓、端坐呼吸 ·咳嗽、喘鸣 ·痰液增多 ·意识障碍 ·SpO_2 下降

表 7-3　其他引起心悸的疾病及其特征

疾病	特征
败血症	·发热、休克、呼吸过速、意识障碍
甲状腺功能亢进	·心动过速、体重减轻
贫血、脱水	·心动过速、血压下降、直立性低血压
低血糖	·心动过速 ·有胰岛素用药史
药源性	·心动过速、心动过缓 ·服用支气管扩张药、降压药、血管扩张药、抗胆碱药、咖啡因等
恐惧症、焦虑障碍	·多样的主诉 ·生命体征没有异常

这样的主诉，则应怀疑是期前收缩。如果主诉是脉率快，就要怀疑是心动过速。心动过速有规律并且突然开始、突然结束，这种情况应怀疑是阵发性室上性心动过速。如果脉率不规律且持续，应怀疑是心房颤动。

2. 引起心动过速的疾病

如果心率超过 100 次 / 分，就可以判断为心动过速。心动过速的原因如表 7-4 所示。在心电图中 QRS 波群分为宽和窄两种。QRS 宽度在 120 ms 以下为窄 QRS，QRS 宽度在 120 ms 以上为宽 QRS。出现窄 QRS 的心动过速包括窦性心动过速、阵发性室上性心动过速、心房颤动和心房扑动。出现宽 QRS 的心动过速包括室性心动过速（ventricular tachycardia，VT）、心室颤动（ventricular fibrillation，VF）以及阵发性室上性心动过速伴传导改变。VT 和 VF 是有致死危险的心律失常。

表 7-4 引起心动过速的疾病

疾病	特征
窦性心动过速	发热、感染、脱水、贫血、休克、甲状腺功能亢进、嗜铬细胞瘤、肺血栓栓塞症、COPD、急性冠脉综合征、心力衰竭、低氧血症、疼痛、焦虑
阵发性室上性心动过速	突然开始的有规律的心动过速
心房颤动	在心电图中观察不到有规律的 P 波
VT、VF	在心电图中观察到宽 QRS

2.1 窦性心动过速

窦性心动过速通常逐渐开始，原因消除后逐渐好转。对于窦性心动过速，考察其原因是很重要的。其原因包括急性冠脉综合征、急性心力衰竭、肺血栓栓塞症、张力性气胸等急症。

2.2 阵发性室上性心动过速

阵发性室上性心动过速是由心房或房室交界区兴奋引起的、突然开始的有规律的心动过速。心电图上呈现为窄 QRS 心动过速，但在发生差异性传导时，有时会变成宽 QRS。在这种情况下，从心电图上很难与 VT 相鉴别。

严重的心动过速导致心脏不能有效地射血，会引起昏迷和血压降低。出现阵发性室上性心动过速或严重心动过速时，紧急性较高。

2.3 心房颤动

心房颤动是指心房不规律地收缩，心房壁无序地兴奋的状态。心房颤动的发病率会随着年龄的增长而增高。这是作为康复对象的患者中比较多见的心律失常。

从心电图上看，不能观察到有规律的 P 波，基线出现不规律的快节奏波动（图 7-1）；由于基线变得平坦，很多情况下看不到 P 波；QRS 的出现也变得不规律。

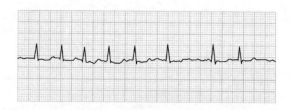

图 7-1 心房颤动的心电图

心房颤动最大的危险是心房内形成血栓。这种血栓会引起脑栓塞，并可能引起严重的脑梗死，需要使用华法林等抗凝治疗。患有心房颤动的患者由于某些原因也有可能无法进行抗凝治疗，在这种情况下进行训练时要考虑到发生脑栓塞的危险性。

另外，患有心房颤动的患者也会出现心动过速或心动过缓，因此，不仅在训练前要测量生命体征，在训练中和训练后也要测量生命体征。

2.4　室性心动过速（VT）

室性期前收缩连续出现 3 次以上的情况被认为是 VT。VT 容易继发于缺血性心脏病等心脏疾病，预后不良的情况很多。心率为 120～250 次 / 分的重度 VT 会导致心脏射血量降低，并引起晕厥和猝死。VT 症状因心率而异，可出现心悸、气短、昏迷等。VT 的心电图上可观察到较宽的 QRS（图 7-2）。

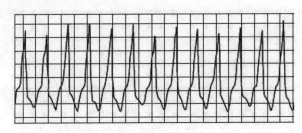

图 7-2　VT 的心电图

2.5　心室颤动（VF）

VF 是指心室内产生多个异位性兴奋的状态，兴奋频率为 200～300 次 / 分，且心肌收缩不规则（图 7-3），不能有效地射血。当意识消失、无法触及脉搏时，极有可能致死，因此需要紧急除颤。应迅速召集人员，使用 AED 实施除颤。

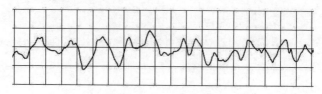

图 7-3 VF 的心电图

3. 引起心动过缓的疾病及其分类

如果心率低于 60 次 / 分，则为心动过缓。10% ~ 20% 的心源性猝死是由心动过缓引起的。猝死是由继发于心搏骤停或心动过缓的 QT 延长所诱发的多形性室性心动过速或 VF 所致。

心动过缓的原因有病态窦房结综合征和房室传导阻滞。对这些疾病的鉴别和分类是通过观察心电图，根据有无 P 波以及 P 波和 QRS 波的关系来进行的。

病态窦房结综合征是由于窦房结功能不全导致心房活动减弱而产生的。病态窦房结综合征根据 Rubenstein 分类分为Ⅰ型 ~ Ⅲ型（表 7-5）。

表 7-5 Rubenstein 对病态窦房结综合征的分类

分类	特征
Ⅰ型	·原因不明的心率低于 50 次 / 分的持续性窦性心动过缓 ·PP 间期＞ 1.2 秒
Ⅱ型	·窦性停搏 ·PP 间期不是通常的整数倍 ·窦房传导阻滞 ·PP 间期是通常的整数倍
Ⅲ型	·慢 – 快综合征：Ⅰ型或Ⅱ型心动过缓合并阵发性室上性心动过速、心房颤动 ·在出现心动过速后，会出现长时间的心搏骤停

　　房室传导阻滞是指心房向心室的传导出现阻滞的状态，根据其严重程度分为一度到三度（表 7-6）。三度是完全性房室传导阻滞，是指心房和心室无关联地活动的状态，在心电图中，P 波和 QRS 波的时序无关联，并且出现心动过缓（图 7-4）。

表 7-6　房室传导阻滞的分类

分类	特征	
一度	·房室传导延迟 ·PQ 间期延长	
二度	房室传导有时中断	·文氏（Wenckebach）型［莫氏（Mobitz）Ⅰ型］ ·PQ 间期逐渐延长，然后出现 QRS 缺失
		·莫氏（Mobitz）Ⅱ型 ·PQ 间期不变，突然出现 QRS 缺失
三度	·完全性房室传导阻滞 ·房室间传导完全中断	

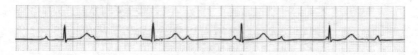

图 7-4　完全性房室传导阻滞的心电图

　　心动过缓引起的症状有一过性脑缺血引起的晕厥、黑矇、头晕、步履蹒跚。此外，长期心动过缓还会导致运动耐受能力下降和心力衰竭。心动过缓出现伴随症状就要考虑安装心脏起搏器，以心率＜40 次/分或心室静止时间＞3 秒作为参考。

4. 引起期前收缩的疾病及其分类

　　期前收缩是指在窦性节律中心房或心室比平时更早发生收缩的状

态。根据产生期前收缩的部位，分为房性期前收缩（premature atrial contraction，PAC）和室性期前收缩（premature ventricular contraction，PVC）。没有心脏基础疾病的期前收缩大多预后良好，而继发于心脏病的期前收缩或部分室性期前收缩可转变为致命性心律失常。

4.1　房性期前收缩（PAC）

这是典型的室上性期前收缩，一部分心房的兴奋会导致心房过早收缩。QRS 的波形与正常节律相同。这是日常生活中常见的心律失常，正常人出现这种情况也很多，不影响生命预后，无须特别处理。

4.2　室性期前收缩（PVC）

这是指心室比正常的窦性节律更早收缩的状态。正常人也会出现PVC。在没有基础心脏病的情况下，PVC 的预后良好，不一定总是紧急级别高的情况。

即使是正常人，动态心电图中出现 PVC 的频率也可达 20%~35%，每天出现 100 个以上 PVC 或连续 2 次出现的频率为 5% 以下，阵发性室性心动过速的频率为 3% 以下。这些没有基础心脏病的心律失常的预后良好，不会成为猝死的危险因素 [1]。

日本《心律失常药物治疗指南》[2] 中，在没有基础心脏病的左心室期前收缩、单形性阵发性室性心动过速的病例中，有特发性 PVC 一般被认为预后较好。因此，没有自觉症状或轻度的 PVC 没有必要一定要进行药物治疗。

但是，也有因运动而病情恶化，导致生命预后不良的报道 [3]。日本《康复医疗的安全管理与推进指南》推荐，如果在训练中出现新的心律失常，最好停止训练、优先检查 [4]。

急性心肌梗死等器质性心脏病患者出现 PVC 时，其生命预后不良。另外，重度 PVC 有转化为致命性心律失常（如 VT 和 VF）的危险。有报道称在心肌梗死慢性期出现的复杂性 PVC 预后不良。[5-6]

PVC 的 Lown 分级法见表 7-7。PVC 分为出现频率高的频发 PVC、期前收缩波形有变化的多形性 PVC（图 7-5）、连续的连发 PVC 以及 R on T 型等。连续出现 3 个以上的 PVC 被判断为 VT。另外，R on T 型是接近普通心室收缩的 PVC 状态，危险性最高。

表 7-7　PVC 的 Lown 分级

分级	特征
0	无 PVC
1	偶发 PVC
2	频发 PVC（1 次 / 分或 30 次 / 时以上）
3	多形性 PVC
4	连发 PVC
4a	成对
4b	连续 3 个或更多，形成短阵室性心动过速
5	早期 PVC（R on T 型）

注：根据 QRS 的波形和连发状况进行分类。患有心脏疾病的患者出现的复杂性 PVC 预后不良。

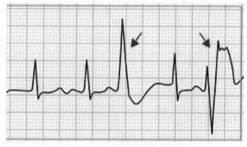

图 7-5　多形性 PVC 的心电图
期前收缩的波形多种多样。

5. 发生心悸或心律失常时的应对

新出现心悸或心律失常时，情况有可能变得严重，应迅速使患者采取仰卧位，从确认意识水平等级和"ABC"（A，Airway，气道；B，Breathing，呼吸；C，Circulation，循环）开始应对。在评估意识水平的同时，观察有无呼吸、呼吸频率并触摸桡动脉和颈动脉，迅速评估循环系统动态。接着，排除紧急级别高的疾病，特别是出现心动过速性心律失常时更要注意。在这些评估之后，进行心电图检查，判断是否处于紧急状态。见表7-8。

心律失常本身就是不稳定的信号，需要慎重对待。如果出现心律失常，首先应停止训练，并进行详细检查。另外，如果伴有意识障碍、血压下降、呼吸困难、呼吸过速和SpO_2下降等，也应判断为紧急级别高的情况。进行心电图评估时，如果发现宽QRS或完全性房室传导阻滞，也判断为状态不稳定。见表7-9。

表7-8　心悸、心律失常时不稳定的信号（紧急情况关键词）

·新发生的心悸、心律失常
·伴随运动而出现的心悸、心律失常
·意识障碍、血压下降、呼吸困难或喘鸣、呼吸频率下降、胸痛、出冷汗、发绀
·严重心电图异常（宽QRS、完全性房室传导阻滞）

表7-9　心悸、心律失常的检查要点

检查要点	紧急级别	应对
意识障碍	高	停止训练并紧急呼叫
休克	高	停止训练并紧急呼叫

检查要点	紧急级别	应对
新发生的心悸、心律失常 伴随运动而出现的心悸、心律失常	高	停止训练并紧急呼叫
呼吸困难、呼吸过速、SpO_2 低下	高	停止训练并紧急呼叫
其他生命体征异常	中～高	停止训练
伴随症状（出冷汗、发绀等）	中～高	停止训练

6. 日本《康复医疗的安全管理与推进指南（第 2 版）》[4] 的推荐意见

CQ

在心律失常的情况下，是否进行运动负荷训练？

推荐意见

在心律失常的原因明确且全身状态稳定的情况下，建议实施训练。但是，在实施训练的时候，要注意症状和生命体征的变化，训练内容要根据患者的情况进行调整。（弱推荐，证据的确定性：弱。）

CQ

训练中出现心律失常时该怎么做？

推荐意见

如果是新出现的心律失常、脉率波动明显的心律失常或者有伴随症状的心律失常，推荐停止当天的训练并进行详细检查。（强推荐，证据的确定性：弱。）

建议将脉率小于 40 次 / 分或超过 120 次 / 分的情况作为考虑停止训练的参考值。（弱推荐，证据的确定性：非常弱。）

参考文献

[1] 相澤義房ほか. 心臓突然死の予知と予防法のガイドライン (2010 年改訂版). http://www.j-circ.or.jp/guideline/pdf/JCS2010 aizawa.h.pdf.

[2] 児玉逸雄ほか. 不整脈薬物治療に関するガイドライン (2009 年改訂版). http://www.j-circ.or.jp/guideline/pdf/JCS2009_kodama _h.pdf.

[3] Jouven X, Zureik M, Desnos M, et al. Long-term outcome in asymptomatic men with exercise-induced premature ventricular depolarizations. N Engl J Med, 2000, 343(12): 826-833.

[4] 日本リハビリテーション医学会 リハビリテーション医療における安全管理・推進のためのガイドライン策定委員会 編. リハビリテーション医療における安全管理・推進のためのガイドライン第 2 版. 東京: 診断と治療社, 2018.

[5] Moss AJ, Davis HT, DeCamilla J, et al. Ventricular ectopic beats and their relation to sudden and nonsudden cardiac death after myocardial infarction. Circulation, 1979, 60(5): 998-1003.

[6] Ruberman W, Weinblatt E, Goldberg JD, et al. Ventricular premature complexes and sudden death after myocardial infarction. Circulation, 1981, 64(2): 297-305.

第8章

呼吸困难

1. 导致呼吸困难的疾病

引起呼吸困难的原因有两种，一是基础疾病恶化，二是新发病的急性并发症。由基础疾病恶化而引起呼吸困难的可能情况有慢性阻塞性肺疾病（COPD）、哮喘、心力衰竭的急性恶化；新发病的急性并发症有肺血栓栓塞症（pulmonary thromboembolism，PTE）、张力性气胸、过敏反应和急性会厌炎；此外，急性冠脉综合征和主动脉夹层等循环系统疾病也会导致呼吸困难（表 8-1 ~ 8-3）。

表 8-1　可导致呼吸困难的呼吸系统疾病

疾病	特征
肺血栓栓塞症（PTE）	· 迅速起病 · 呼吸过速 · SpO_2 下降 · 有时伴随短暂的胸痛 · 出冷汗 · 休克 · 晕厥 · 出现下肢深静脉血栓形成（DVT）
气胸	· 单侧胸痛 · 伴随着呼吸过速和 SpO_2 下降 · 听诊时呼吸音出现左右差别 · 症状因深呼吸而恶化

疾病	特征
COPD 急性加重	·呼吸过速、呼吸过缓、端坐呼吸 ·咳嗽、气喘 ·痰液增多 ·意识障碍 ·SpO_2 下降
支气管哮喘	·咳嗽、气喘、端坐呼吸、SpO_2 低下、哮喘既往史
肺炎	·发热、痰多、肺部异常呼吸音
间质性肺炎	·干咳、劳力时呼吸困难

表 8-2　可导致呼吸困难的循环系统疾病

疾病	特征
缺血性心脏病（急性冠脉综合征）	·迅速起病 ·疼痛不局限于胸部 ·压迫感、挤压感、灼热感、钝痛、呼吸困难 ·上肢放射性疼痛 ·持续数分钟以上的胸痛 ·出冷汗 ·伴有恶心、呕吐 ·休克
主动脉瓣狭窄	·疼痛不局限于胸部 ·压迫感、挤压感、钝痛 ·出冷汗 ·休克
主动脉夹层	·迅速起病 ·强烈的背痛 ·撕裂般的疼痛 ·出冷汗 ·休克

续表

疾病	特征
心力衰竭	· 呼吸过速、SpO_2 下降 · 气喘、端坐呼吸 · 颈静脉怒张 · 四肢水肿 · 体重增加 · 休克

表 8-3　可导致呼吸困难的其他疾病

疾病	特征
过敏反应	· 迅速起病 · 气喘、血压下降、心动过速、SpO_2 下降、皮疹、瘙痒、口唇肿胀、呕吐、腹痛 · 休克
急性会厌炎	· 咽痛、吞咽障碍、发热
过度换气综合征	· 呼吸过速、四肢和面部麻木、心悸、胸痛、头痛、头晕、意识障碍、SpO_2 正常

2. 代表性疾病

2.1 肺血栓栓塞症（PTE）

PTE 是由下肢深静脉形成的血栓通过右心系统在肺动脉形成栓塞而产生的。DVT 患者中 10%～20% 的患者会出现 PTE。PTE 是一种致死性很高的疾病，发病 1 小时内猝死者占 40% 以上，因此是紧急性非常高的并发症 [1]。运动时会产生游离的血栓，可能会导致训练中发生突发情况。

PTE多表现为呼吸困难、胸痛或频喘。出现不明原因的呼吸困难和突然发作的呼吸困难时，有必要将本病列入鉴别诊断的范畴。发生频率仅次于呼吸困难的症状是胸痛。除此之外，PTE还表现出心悸、心动过速、出冷汗等各种症状和体征（表8-4），但这些都不是PTE的特异性表现，还需要结合其他情况进行判断。

表8-4 诊断PTE的参考依据[2]

分类	具体内容
自觉症状	·呼吸困难 ·胸痛 ·心悸 ·不安
体征	·呼吸过速 ·晕厥 ·出冷汗 ·发绀 ·咳嗽 ·血痰 ·心动过速 ·血压下降 ·SpO_2下降 ·单侧下肢水肿
诱因	·长期卧床后突然开始活动 ·站立、行走时 ·排便、排尿时 ·体位转换时
检查	·D-二聚体检测 ·血气分析 ·下肢静脉超声检查 ·CT造影

引起 PTE 的原因大多数是下肢 DVT，患有 DVT 的患者和具有 DVT 危险因素的患者出现呼吸困难时，发生 PTE 的可能性很大。

另外，发病的诱因也可作为诊断参考。Nakamura 等 [3] 对 108 例 PTE 的发病诱因进行了调查，结果表明 57% 的诱因是起立或步行，22% 的诱因是排便或排尿。随着这样的动作和血流动力学的改变，下肢的血栓会游离，并移动到肺动脉。

在上述情况下，如果怀疑是 PTE，可用脉搏血氧仪测量 SpO_2。出现呼吸过速时，如果 SpO_2 降低，就要高度怀疑是 PTE。在血液检查中进行血浆 D- 二聚体检测和血气分析，如果发现异常值，就应进行 CT 造影（图 8-1）等影像学检查，以确定诊断。也有无症状的 PTE，如果出现原因不明的 SpO_2 低下，应怀疑 PTE 的可能。

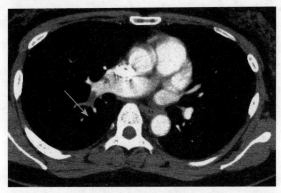

图 8-1　PTE 的 CT 造影

发现右肺动脉有血栓。CT 造影中血管呈白色，显示造影缺损的灰色部分是血栓（见箭头）。

有几种对 PTE 的可能性进行评估和分类的方法。Wells 等 [4] 创建了由 DVT 的症状或体征、心率等 7 个要素构成的 PTE 预测模型（表 8-5）。此外，对 PTE 风险进行评估的方法还有修订版的日内瓦评分 [5]（表 8-6）。两者得分越高，患 PTE 的可能性越大。

未经治疗的 PTE 患者的死亡率很高，因此需要尽早治疗。如果在训练中出现疑似 PTE 的状态变化，应紧急召集医生，一边连续观察 SpO_2，一边开始给氧。

表 8-5　Wells 等人的 PTE 预测模型的构成要素

临床所见	分数
DVT 的症状或体征	3
肺栓塞比其他鉴别诊断更可疑	3
心率 > 100 次 / 分	1.5
近期手术史或卧床	1.5
有肺栓塞或 DVT 的病史	1.5
血痰	1
合并癌症	1

注：将上述分数相加，总分 0 ~ 2 分为低风险，3 ~ 6 分为中等风险，7 分以上为高风险。

表 8-6　修订版日内瓦评分 [5]

临床观察		分数
66 岁以上		1
DVT 或 PTE 的既往史		3
1 个月内的手术史或骨折病史		2
活动性肿瘤		2
一侧下肢疼痛		3
咯血		2
心率	75 ~ 94 次 / 分	3
	≥ 95 次 / 分	5
伴有下肢深静脉触痛和水肿		4

注：将上述分数相加，总分 0 ~ 3 分为低风险，4 ~ 10 分为中等风险，11 分以上为高风险。

2.2 过敏反应

因暴露在药物、食物、蚊虫叮咬等抗原下，于数分钟至数小时后发病。

应考虑过敏反应的症状有气喘、血压下降、心动过速、SpO_2 下降、皮疹、瘙痒、口唇肿胀、呕吐、腹痛等。

病情严重者会出现过敏性休克，几分钟到 30 分钟内就会出现心肺活动停止，必须尽快肌内注射肾上腺素。出现全身性过敏反应的患者中，有的患者携带有自我注射用的肾上腺素，因此也可以考虑使用。

2.3 气胸

气胸是指肺因某种原因发生穿孔，胸腔内空气潴留，肺处于萎缩状态（图 8-2）。气胸可继发于肺气肿等肺部疾病，也可由外伤引起。

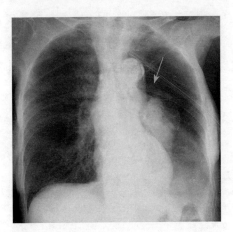

图 8-2　气胸的 X 线片

左肺受压、萎陷。胸腔透亮度增加，比对侧更黑。

胸腔内留置着排气用的管（见箭头）。

气胸的体征包括一侧胸痛、呼吸过速、SpO_2 下降，听诊时呼吸音左右有差别，深呼吸时呼吸音加重，胸廓运动左右不一致，肋间膨隆，胸部叩诊时鼓音增强，以及颈静脉怒张、皮下气肿等。

在气胸中，张力性气胸是一种紧急性很高的状态。引力性气胸时，肺受损部分的结构类似止回阀，使气胸一侧的胸腔内压异常增高。胸腔内压增高会导致静脉回流量减少，有可能引起心源性休克。

重度张力性气胸可能会在短时间内导致心搏骤停，因此情况紧急时应进行胸腔穿刺。发生休克的时候应进行包括院内紧急呼叫在内的紧急应对。

2.4 COPD 急性加重

COPD 患者很多，尤其是在老年人中。COPD 本身可以作为呼吸康复治疗的对象，也可作为并存疾病。COPD 引起死亡的原因主要是慢性进展和急性加重引起的呼吸衰竭。因此，在 COPD 病例的康复治疗中，把握其严重程度并预测急性加重的风险非常重要。

COPD 气流受限严重程度分级是通过肺活量测定法来进行划分的。吸入支气管扩张药后的 1 秒率不足 70% 时，判断为 COPD 的可能性高。并且，根据 1 秒量占预计值的百分比（FEV_1%），将 COPD 分类为 I ~ IV 级 [6]（表 8-7）。

表 8-7　COPD 的分级 [6]

分级		特征
I	轻度气流阻塞	FEV_1% ≥ 80%
II	中度气流阻塞	50% ≤ FEV_1%<80%
III	重度气流阻塞	30% ≤ FEV_1%<50%
IV	极重度气流阻塞	FEV_1%<30%

　　根据 $FEV_1\%$、有无劳力性呼吸困难、运动耐受能力、身体活动能力、COPD 加重频率等来综合判断 COPD 的严重程度。呼吸困难的严重程度采用修正的英国医学研究委员会呼吸困难量表（mMRC）进行评估，运动耐受能力采用 6 分钟步行试验进行评估。

　　由于呼吸困难加重、咳嗽和咳痰增多、胸部不适感和不协调感的出现和加重等而导致需要变更和追加治疗的状态就是 COPD 的急性加重。如果病情恶化，就会导致呼吸衰竭，甚至死亡。急性恶化的原因多为肺炎、流感等呼吸道感染，以及心力衰竭和气胸。

　　Anthonisen 等 [7] 将呼吸困难的恶化、脓性痰的出现、痰量的增多作为主要症状，根据症状的多少进行严重程度分类（表 8-8）。其中，呼吸困难有无恶化、痰的性状和量成为评估要素。

表 8-8　COPD 急性加重的严重程度 [7]

①呼吸困难的恶化
②痰液的黏稠度增加
③咳痰量增加

严重程度	表现
重度	以上症状有 3 个
中度	以上症状有 2 个
轻度	以上症状有 1 个，或有以下症状之一： ·持续 5 日以上的上呼吸道感染 ·无明显原因的发热 ·喘鸣增多 ·咳嗽增多 ·呼吸频率和心率比平时增高了 20% 以上

　　另外，COPD 有时会合并气胸。与通常的急性加重相比，出现急性发作的呼吸困难、SpO_2 下降、单侧胸痛、单侧呼吸音消失等都应怀

疑气胸。重度 COPD 合并气胸（尤其是张力性气胸）时，有时会出现病情急速恶化甚至死亡的情况，因此有必要注意状态变化的方式并对症状进行随访。

2.5 哮喘

哮喘被定义为伴有可逆性气道阻塞高敏感性的气道慢性炎症，症状表现为呼吸困难和喘息，如果病情加重，甚至会导致死亡。听诊时可以听到哮鸣音。在支气管哮喘病例中，由于既往史上常常记载有哮喘的情况，因此可作为参考。治疗哮喘一般使用 β_2 受体激动剂和糖皮质激素，主要通过吸入方式给药。若患者使用的药物中含有这些药物，有必要考虑哮喘作为并存疾病的可能性。

哮喘发作多为反复发作，特别是近半数的重症哮喘会在 2 个月内复发。急性加重的症状除了呼吸困难加重外，还有咳嗽、夜间及凌晨发作和加重、端坐呼吸等。需要注意的是，有较长哮喘病史的患者可能没有明显的症状。另外，在患者使用吸入药物的情况下，效果持续时间缩短也是提示哮喘恶化的信息。

哮喘的控制状况可以通过有无哮喘症状、是否活动受限、1 秒量（FEV_1）和最大呼气流量（peak expiratory flow，PEF）来掌握。这是由于哮喘加重会导致呼气的最大流量降低，这些测定值会恶化。PEF 低于 60% 时紧急性较高，需要尽快咨询医生。另外，PEF 出现大的波动也提示哮喘的控制状况欠佳。

发绀、肢体活动困难和对话困难等情况都是不稳定的信号，需要采取紧急应对措施（表 8-9）。

如有这些症状，就有可能是严重的哮喘，因此需要及早治疗，特别是在出现不稳定信号时，紧急级别高。对有哮喘病史的患者需要日

表 8-9　对哮喘患者应予以注意的临床症状 [2]

不稳定的信号	症状
呼吸状态	・呼吸过速 ・SpO_2 下降 ・哮鸣音 ・使用辅助呼吸肌 ・呼气延长
其他不稳定的 信号	・意识障碍 ・心动过速 ・出冷汗 ・频繁发作（一周 1 次以上） ・频繁使用治疗哮喘发作的药物（每周 1 次以上） ・发绀 ・运动困难 ・对话困难

常进行病情观察。

2.6　心力衰竭

心力衰竭是指心脏发生功能性或器质性障碍，导致心脏泵血功能下降的状态。心力衰竭分为以肺淤血为特征的左心衰竭和以全身淤血为特征的右心衰竭。心力衰竭的症状以呼吸困难、倦怠感、全身水肿、运动耐受能力低下为主，此外还有咳嗽、喘鸣、颈静脉怒张、心动过速、血压下降、肺淤血、湿啰音、发绀等。严重的心力衰竭也有可能导致猝死，致死原因是 VT 和 VF 等室性心律失常，它们的危险性与心力衰竭的严重程度有关，因此在开始康复治疗前，必须先了解心力衰竭的严重程度。

美国纽约心脏病协会（New York Heart Association，NYHA）的心

功能分级（表 8-10）是常用的心力衰竭的严重程度分级。NYHA 分级是根据心力衰竭患者在日常生活中出现的症状来划分的。

表 8-10 NYHA 心功能分级

分级	表现
Ⅰ级	一般体力活动中无自觉症状
Ⅱ级	因一般体力活动而有自觉症状
Ⅲ级	轻度活动即有自觉症状
Ⅳ级	安静时或进行基本的日常活动时有自觉症状

注：这是根据日常生活中的自觉症状来对心力衰竭严重程度进行分级的方法。等级越高意味着病情越严重。

在血液检查中，使用脑钠肽（brain natriuretic peptide，BNP）作为心力衰竭的标志物。BNP 的检查值越高，心力衰竭越严重，生命预后也越差（图 8-3）。

对于发生心力衰竭的病例，还需要参考胸部 X 线（图 8-4）、心电

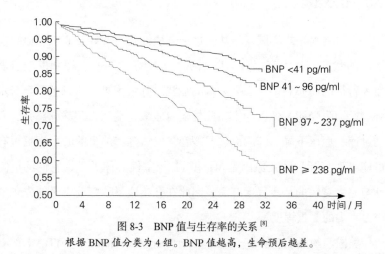

图 8-3 BNP 值与生存率的关系 [8]
根据 BNP 值分类为 4 组。BNP 值越高，生命预后越差。

图和超声心动图，确认是否有严重的心律失常和心脏瓣膜病。此外，在护理记录中查看能提示心力衰竭加重的信息也很有用，这类信息如血压下降、脉率增快、SpO_2 下降、体重增加、尿量减少等。血压下降、脉率增快、尿量减少提示心脏泵血功能下降，SpO_2 下降提示可能存在肺水肿。另外，体重增加是由水肿引起的水钠潴留所致。结合这些观察结果和患者的表现，综合判断心力衰竭的严重程度。对心力衰竭患者进行训练时，应注意训练过程中病情是否加重，特别要注意不要因运动负荷过大而加重心力衰竭。

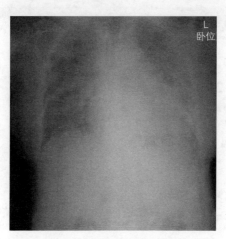

图 8-4　心力衰竭的胸部 X 线片
可见心影扩大、肺水肿。

2.7　间质性肺炎

　　间质性肺炎是肺泡隔发生炎症和纤维化的疾病的总称，除了特发性间质性肺炎外，还有胶原病和药物所致的间质性肺炎。在药源性方面，甲氨蝶呤（抗风湿药）、胺碘酮（抗心律失常药）、抗癌药所引起的间质性肺炎比较常见。间质性肺炎的症状有干咳和劳力性呼吸困难，并伴或不伴发热。胸部听诊时可听到捻发音。在血液检查中，涎液化糖链抗原（KL-6）、肺表面活性蛋白 A（SP-A）和肺表面活性蛋白 D（SP-D）都是有用的间质性肺炎的标志物。KL-6 不仅与诊断有关，还与长期预后有关。如图 8-5 所见，CT 图像中可以看到磨玻璃样阴影、网状阴影、蜂窝肺。间质性肺炎有急性加重的情况，也有因严重的呼吸衰竭而致死的情况。在并存有间质性肺炎、患有胶原病、使用有导致间质性肺炎的副作用的药物的情况下，要比平时更加慎重地观察患者的状态变化。

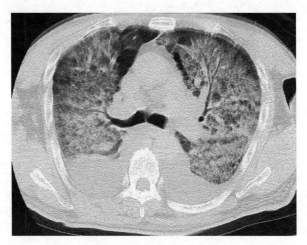

图 8-5　间质性肺炎的 CT 图像
两肺野内可见磨玻璃样阴影。

2.8　过度换气综合征

过度换气综合征会导致呼吸困难和呼吸过速，其发病迅速，有时表现为心悸和胸痛，因此，有时很难与紧急级别高的疾病相鉴别。

过度换气综合征多见于 10 ~ 20 岁的人群，女性多见；可表现为四肢和面部的麻木感、头晕、心悸、胸痛、四肢僵硬，有时还会伴有痉挛；不会伴随 SpO_2 下降；发作多在数分钟后自然恢复，预后良好。

以前多使用纸袋呼吸来应对，但由于纸袋呼吸有诱发低氧血症的危险，近年来多数情况下不再使用。当过度换气综合征发作时，要指导患者冷静、缓慢地呼吸。

3. 出现呼吸困难时的应对

因为可能存在紧急级别高的疾病，所以要求一边行动一边思考。应迅速使患者采取仰卧位以确保呼吸道畅通，并从确认意识水平和 "ABC"（A，Airway，气道；B，Breathing，呼吸；C，Circulation，循环）开始应对。首先，在评估意识水平的同时，观察有无呼吸及呼吸频率并触摸桡动脉和颈动脉，迅速评估循环状态；然后观察是否有不稳定的信号（意识障碍、休克、急性发作、随时间加重、胸痛、血压下降、心动过速、呼吸过速、SpO_2 低下），排除紧急级别高的疾病。见表 8-11。

严重的疾病多伴有呼吸过速。呼吸频率的正常值是 12 ~ 20 次/

表 8-11　呼吸困难的检查要点

检查要点	紧急级别	应对
意识障碍	高	停止训练并紧急呼叫
休克	高	停止训练并紧急呼叫
迅速起病	高	停止训练并紧急呼叫
呼吸过速	高	停止训练并紧急呼叫
其他生命体征异常	中 ~ 高	停止训练
伴随症状（出冷汗、发绀等）	中 ~ 高	停止训练

分。每 3 秒呼吸 1 次，则呼吸频率为 20 次 / 分，每 2 秒呼吸 1 次，则呼吸频率为 30 次 / 分。呼吸频率为 30 次 / 分以上属于重度呼吸过速，提示可能存在严重并发症。

患者主诉有呼吸困难时，可通过测定 SpO_2 掌握氧合状况。SpO_2 90% 相当于 PaO_2 60 mmHg 左右。$SpO_2 < 90\%$ 时，判断为呼吸衰竭引起的低氧血症。

4. 日本《康复医疗的安全管理与推进指南（第 2 版）》[9] 的推荐意见

CQ

在呼吸状态欠佳的情况下，是否进行运动负荷训练？

推荐意见

在呼吸状态欠佳的原因明确且全身状态稳定的情况下，建议实施训练。但是，在实施训练的时候，要注意症状和生命体征的变化，训练内容要根据患者的情况进行调整。另外，必要时还要考虑排痰、呼吸辅助、使用氧气等。（弱推荐，证据的确定性：弱。）

CQ

训练中出现呼吸状态欠佳时该怎么做？

推荐意见

如果呼吸状况急速恶化，呼吸频率和 SpO_2 波动明显或者伴有其他生命体征异常，推荐停止当天的训练并进行详细检查。（强推荐，证据的确定性：弱。）

作为考虑停止训练的标准，建议以呼吸频率超过 30 次 /
分、呼吸频率小于 8 次 / 分或 SpO_2 值小于 88% 为参考值。(弱
推荐，证据的确定性：非常弱。)

参考文献

[1] Ota M, Nakamura M, Yamada N, et al. Prognostic significance of early diagnosis in acute pulmonary thromboembolism with circulatory failure. Heart Vessels, 2002, 17(1): 7-11.

[2] 亀田メディカルセンター　編. リハビリテーションリスク管理ハンドブック第 4 版. 東京: メジカルビュー社, 2019.

[3] Nakamura M, Fujioka H, Yamada N, et al. Clinical characteristics of acute pulmonary thromboembolism in Japan: results of a multicenter registry in the Japanese Society of Pulmonary Embolism Research. Clin Cardiol, 2001, 24(2): 132-138.

[4] Wells PS, Anderson DR, Rodger M, et al. Derivation of a simple clinical model to categorize patients probability of pulmonary embolism: increasing the models utility with the SimpliRED D-dimer. Thromb Haemost, 2000, 83(3): 416-420.

[5] Le Gal G, Righini M, Roy PM, et al. Prediction of pulmonary embolism in the emergency department: the revised Geneva score. Ann Intern Med, 2006, 144(3): 165-171.

[6] 日本呼吸器学会 COPD ガイドライン第 4 版作成委員会. COPD（慢性閉塞性肺疾患）診断と治療のためのガイドライン第 4

版. 東京: メディカルレビュー社, 2013.

[7] Anthonisen NR, Manfreda J, Warren CP, et al. Antibiotic therapy in exacerbations of chronic obstructive pulmonary disease. Ann Intern Med, 1987, 106(2):196-204.

[8] Anand, IS, Fisher LD, Chiang YT, et al. Changes in brain natriuretic peptide and norepinephrine over time and mortality and morbidity in the Valsartan Heart Failure Trial(Val-HeFT). Circulation, 2003, 107(9): 1278-1283.

[9] 日本リハビリテーション医学会 リハビリテーション医療における安全管理・推進のためのガイドライン策定委員会 編. リハビリテーション医療における安全管理・推進のためのガイドライン第2版. 東京: 診断と治療社, 2018.

第9章

胸　痛

1. 引起胸痛的疾病

　　胸部有循环器官和呼吸器官等重要器官，因此一旦出现胸痛，就要怀疑是否患有循环或呼吸系统的重大疾病。需要了解引起胸痛的循环系统疾病（表 9-1）和呼吸系统疾病（表 9-2）的相关知识，特别是急性冠脉综合征（acute coronary syndrome，ACS）和肺血栓栓塞症（PTE）的紧急性很高，因此需要了解这些疾病的特征。引起胸痛的其他原因还包括构成胸壁的肌肉骨骼系统的问题，以及与横膈相接触的上腹部的问题（表 9-3）。

表 9-1　可引起胸痛的循环系统疾病

疾病	特征
缺血性心脏病 （ACS）	·疼痛不局限于胸部 ·压迫感、挤压感、烧灼感、钝痛、呼吸困难 ·上肢放射性疼痛 ·逐渐恶化 ·持续几分钟以上 ·心绞痛：2 ～ 10 分钟 ·不稳定型心绞痛：10 ～ 20 分钟 ·心肌梗死：20 分钟以上 ·出冷汗 ·伴有恶心、呕吐 ·休克

续表

疾病	特征
主动脉夹层	·急性发作的剧烈疼痛 ·腰痛、背痛 ·撕裂般的疼痛 ·双侧血压不同，脑缺血引起的神经系统异常 ·出冷汗 ·休克

表9-2 可引起胸痛的呼吸系统疾病

疾病	特征
PTE	·迅速起病 ·呼吸困难 ·胸痛持续时间比较短 ·呼吸过速 ·SpO_2下降 ·出冷汗 ·休克 ·晕厥 ·下肢深静脉血栓形成的症状
气胸	·迅速起病 ·单侧胸痛 ·呼吸困难、呼吸过速、SpO_2下降 ·听诊时呼吸音左右不一致 ·因深呼吸而加重

文献中有关于引起胸痛的疾病的发生频率的报道。社区医疗机构中，在因胸痛而就诊的患者中，引起胸痛的原因中以构成胸壁的肌肉骨骼系统的问题频率最高，占21%~49%；其他原因中，上消化道问题占2%~19%，心理问题占13%~18%；紧急级别高的情况中，缺血性心脏病占13%~18%，PTE占2%[1-3]。而在急救中心，引起胸痛的原

表 9-3　可引起胸痛的其他疾病

疾病		特征
消化系统疾病	胃、十二指肠溃疡	·剑突下疼痛 ·烧心 ·有口服非甾体抗炎药或糖皮质激素的用药史 ·与饮食有关（空腹疼痛提示十二指肠溃疡，餐后疼痛提示胃溃疡）
	胃食管反流	·烧心 ·圆肩姿势 ·症状多于餐后、睡觉时出现
肌肉骨骼系统和皮肤病	肋骨骨折	·局部压痛，有挫伤等外伤史
	肋软骨炎	·局部压痛
	癌症骨转移	·安静时痛，局部压痛，癌症治疗中或有相关既往史
	带状疱疹、肋间神经痛	·沿着神经支配区分布的表层疼痛
其他	心因性	·主诉多样

因中，来自胸壁的占 6%~28%，缺血性心脏病占 31%~54%，出现紧急性并发症的频率较高 [2,4]。由此可见，根据患者就诊环境的不同，胸痛相关疾病的发病频率也有差异。

2. 代表性疾病

2.1 缺血性心脏病

缺血性心脏病是由营养心脏的冠状动脉血流受阻引起的。根据血流受阻的严重程度和持续时间，从短暂性缺血到心肌梗死，疾病的严重程度各不相同（表 9-4）。有比较轻的冠状动脉痉挛性心绞痛和劳力性心绞痛，以及紧急级别高的 ACS。ACS 可分为 ST 段抬高型心肌梗死（ST-segment elevation myocardial infarction，STEMI）、非 ST 段抬高型心肌梗死（non-ST segment elevation myocardial infarction，NSTEMI）、不稳定型心绞痛（unstable angina，UA）。

表 9-4　缺血性心脏病的类型和特征 [5]

疾病		特征
冠状动脉痉挛性心绞痛		·冠状动脉痉挛引起的狭窄 ·短暂性的心肌缺血 ·多发生在夜间到清晨安静休息时 ·症状往往会在几分钟内得到缓解
劳力性心绞痛		·冠状动脉因为粥样硬化而变得狭窄 ·暂时性的心肌缺血 ·步行、爬楼梯等运动负荷可诱发 ·休息可以缓解症状 ·通常几分钟至 10 分钟内症状就会缓解 ·心电图显示 ST 段下降
ACS	不稳定型心绞痛	·冠状动脉因血栓而狭窄 ·暂时性的心肌缺血 ·与冠状动脉痉挛性心绞痛和劳力性心绞痛类似，但症状更严重 ·通常持续 10 ~ 20 分钟
	急性心肌梗死	·冠状动脉因血栓而阻塞 ·导致心肌坏死 ·症状更严重 ·通常持续 20 分钟以上 ·恶心、呕吐、出冷汗、呼吸困难等 ·在心电图检查中有时可发现 ST 段升高，分为 ST 段抬高型心肌梗死和非 ST 段抬高型心肌梗死 ·血液检查显示心肌酶水平升高

在发生心绞痛时，心肌并没有完全坏死。但是，冠状动脉阻塞长达 20 分钟以上，心肌就会坏死，最终导致心肌梗死。心肌梗死的范围会随着时间的推移而扩大，因此如果怀疑是心肌缺血引起的症状，必须尽快采取措施。

缺血性心脏病患者也有主诉"胸部束缚感""胸闷"等胸部不适的情况。恶心、呕吐和腹痛也可能成为初发症状。糖尿病患者和认知障碍患者有时也没有典型的胸痛症状，需要特别注意。

心绞痛引起的胸痛多在 10 分钟内缓解，不稳定型心绞痛的胸痛持续 10～20 分钟，心肌梗死的胸痛持续 20 分钟以上。另外，不稳定型心绞痛或心肌梗死等引起的胸痛，与心绞痛引起的胸痛相比，疼痛更剧烈。

有报告指出，有几种诊断工具可以帮助判断胸痛患者是否患有心肌梗死。Rouan 等 [6] 报道了根据年龄、性别、疼痛特征、出汗、心肌梗死和心绞痛病史来判断心肌梗死危险性的方法（表 9-5）。表格里包含的内容，可作为怀疑发生心肌梗死的重要依据。

表 9-5　Rouan 报道的方法 [6]

- 超过 60 岁
- 男性
- 压榨性疼痛
- 向上肢、肩部、颈部、下颌放射的疼痛
- 出汗
- 有心肌梗死或心绞痛病史

注：每项 1 分，心肌梗死风险由总分预测。4 分时，发生心肌梗死的风险为 26%。

从表 9-5 中可以看到，年龄和既往史等危险因素以及胸痛的特征是确定诊断的重要信息。

心肌梗死急性期会出现急性期泵血功能失调（心源性休克、心力衰竭）、心律失常、再梗死等问题。这些都是性命攸关的问题。在发生心肌梗死的情况下，发病 1 周左右出现心脏破裂的危险性会增加，在此期间，应减少能引起血压上升的运动负荷。另外，即使过了急性期，也有可能出现心力衰竭和心律失常，存在出现重大突发事件的风险。

2.2 主动脉夹层

这是一种可能在短时间内致死的严重主动脉疾病，非常紧急。在主动脉夹层急性期的死因中，发生频率高且严重的是心脏压塞。升主动脉被心包覆盖，当夹层累及该部位时，有可能发生心脏压塞。

如果夹层引起主动脉分支狭窄或闭塞，就会造成各种脏器的循环障碍。容易引起循环障碍的血管有颈总动脉、锁骨下动脉、冠状动脉、腹主动脉、肠系膜上动脉、肾动脉和髂总动脉。如果这些动脉循环不良，就会影响脑、心、肾等重要脏器的血流，产生严重的问题。

Kodolitsh 等 [7] 调查了各种各样的观察结果和急性主动脉夹层的关系，以报告比值比（reporting odds ratio，ROR）报告了其关系（表9-6）。可以看出，报告比值比越大，患急性主动脉夹层的可能性越高。其中，报告比值比最大的是脉搏和血压的左右差异。撕裂般的疼痛和移动的疼痛的报告比值比也比较大。对于突然出现的胸痛、背痛，需要观察这些症状，考虑是否为急性主动脉夹层。

表 9-6 怀疑急性主动脉夹层时需要观察的症状 [7]

特征	报告比值比（ROR）	P
迅速起病的剧烈疼痛	8.59	< 0.001
剧烈的疼痛	5.02	< 0.001

续表

特征	报告比值比（ROR）	P
撕裂般的疼痛	26.49	< 0.001
移动的疼痛	12.78	< 0.001
背痛和腰痛	2.94	< 0.001
颈部、下颌和上肢疼痛	2.79	0.003
脉搏和血压的左右差异	75.05	< 0.001

3. 产生胸痛时的应对

胸痛有时是严重的疾病，需要一边行动一边思考。应迅速使患者取仰卧位，从确认意识水平和"ABC"（A，Airway，气道；B，Breathing，呼吸；C，Circulation，循环）开始应对。在评估意识水平的同时，观察有无呼吸、呼吸频率并触摸桡动脉和颈动脉，迅速评估循环动态，然后排除紧急级别高的疾病。

诊断引起胸痛的疾病时，发病方式、胸痛的部位和性质、伴随症状等是需要参考的方面。在 ACS 等紧急性很高的疾病中，往往会呈现出生命体征的异常，这一点可以作为诊断的参考，同时也可以作为紧急性的判断依据。生命体征会随着时间的推移而变化，因此每隔 1~3 分钟就要测量 1 次血压。除了通常的生命体征评估外，如果可能的话还可以让患者佩戴心电监护装置，了解有无心律失常。

除了 ACS 以外，严重的疾病还有主动脉夹层、PTE、张力性气胸。主动脉夹层引起的胸痛多发生在背部，多表现为撕裂般的剧烈疼痛。张力性气胸和 PTE 引起的胸痛多伴有呼吸困难、呼吸过速、SpO_2 下降和休克。注意这些不稳定的信号（迅速起病、剧烈的疼痛、疼痛随时间加剧、呼吸困难、血压下降、心动过速、呼吸过速）并进行应对（表 9-7）。如果出现不稳定的信号或生命体征异常的情况，搬运患者可能会带来危险，因此要联系医生到现场进行应对。

表 9-7　胸痛的检查要点

检查要点	紧急级别	应对
意识障碍	高	停止训练并紧急呼叫
休克	高	停止训练并紧急呼叫
迅速起病	高	停止训练并紧急呼叫
剧烈的疼痛	高	停止训练并紧急呼叫
其他生命体征异常	中~高	停止训练
伴随症状（出冷汗、发绀等）	中~高	停止训练

4. 日本《康复医疗的安全管理与推进指南（第 2 版）》[8] 的推荐意见

CQ

在胸痛的情况下，是否进行运动负荷训练？

推荐意见

在胸痛原因明确且全身状态稳定的情况下，建议进行适当的疼痛管理和训练。但是，在实施训练的时候，要注意症状和生命体征的变化，训练内容要根据患者的情况进行调整。（弱推荐，证据的确定性：弱。）

CQ

训练中出现胸痛时该怎么做？

推荐意见

如果是新发作的胸痛，有可能是 ACS、主动脉夹层、PTE、张力性气胸等严重疾病所致。如果怀疑有上述疾病或原因不明，或者伴有生命体征异常，推荐停止当天的训练并进行详细检查。（强推荐，证据的确定性：弱。）

参考文献

[1] Bösner S, Bönisch K, Haasenritter J, et al. Chest pain in primary care: is the localization of pain diagnostically helpful in the critical evaluation of patients? A cross sectional study. BMC Family Practice, 2013, 14: 154.

[2] Yelland M, Cayley WE Jr, Vach W. An algorithm for the diagnosis and management of chest pain in primary care. Med Clin N Am, 2010, 94(2): 349-374.

[3] Erhardt L, Herlitz J, Bossaert L, et al. Task force on the management of chest pain. Eur Heart J, 2002, 23(15): 1153-1176.

[4] Fruergaard P, Launbjerg J, Hesse B, et al. The diagnosis of patients admitted with acute chest pain but without myocardial infarction. Eur Heart J, 1996, 17(7): 1028-1034.

[5] 亀田メディカルセンター　編. リハビリテーションリスク管理ハンドブック第 4 版. 東京：メジカルビュー社，2019.

[6] Rouan GW, Lee TH, Cook EF, et al. Clinical characteristics and outcome of acute myocardial infarction in patients with initially

normal or nonspecific electrocardiograms. Am J Cardiol, 1989, 64(18): 1087-1092.

[7] von Kodolitsh Y, Schwartz AG, Nienaber CA, et al. Clinical prediction of acute aortic dissection. Arch Intern Med, 2000, 160(19): 2977-2982.

[8] 日本リハビリテーション医学会 リハビリテーション医療における安全管理・推進のためのガイドライン策定委員会 編. リハビリテーション医療における安全管理・推進のためのガイドライン第2版. 東京: 診断と治療社, 2018.

第 10 章

恶心、呕吐

1. 引起恶心、呕吐的疾病

恶心、呕吐是康复中的患者经常出现的症状。恶心、呕吐是由于某些原因导致以延髓为中心的呕吐中枢受到刺激而产生的。其原因多种多样（表 10-1 ~ 10-6），不仅包括消化系统疾病，还包括中枢神经系统疾病、循环系统疾病、感染性疾病、内耳前庭疾病等。诊断需要追加检查（如血液检查等），在康复室确定诊断很困难。出现恶心、呕吐时，不要漏诊紧急级别高的疾病。

表 10-1　可引起恶心、呕吐的中枢神经系统疾病

疾病	特征
脑卒中	·急速起病 ·麻痹、共济失调、构音障碍、吞咽障碍、行走障碍等中枢神经系统症状 ·血压升高
高血压脑病	·异常高血压（收缩压 >180 mmHg） ·头痛、抽搐 ·意识障碍
脑膜炎	·头痛 ·发热 ·颈部僵直 ·意识障碍

续表

疾病	特征
脑肿瘤	· 头痛 · 意识障碍 · 中枢神经系统症状

表 10-2 可引起恶心、呕吐的循环系统疾病

疾病	特征
缺血性心脏病（急性冠脉综合征）	· 急速起病 · 疼痛不局限于胸部 · 压迫感、绞扼感、烧灼感、隐隐作痛、呼吸困难 · 上肢放射性疼痛 · 持续数分钟以上的胸痛 · 出冷汗 · 休克
肺血栓栓塞症	· 呼吸困难 · 迅速起病 · 胸痛持续时间较短 · 呼吸过速 · SpO_2 下降 · 出冷汗 · 休克 · 昏迷 · 下肢深静脉血栓形成的症状
主动脉夹层、主动脉瘤破裂	· 急速起病 · 剧烈的腹痛、背痛 · 出冷汗 · 休克
心力衰竭	· 呼吸困难 · 呼吸过速、SpO_2 下降 · 喘鸣、端坐呼吸

疾病	特征
心力衰竭	· 颈静脉怒张 · 四肢水肿 · 体重增加 · 休克

表 10-3 可引起恶心、呕吐的消化系统疾病

疾病	特征
急性胃肠炎	· 腹痛 · 腹泻
胃溃疡、十二指肠溃疡	· 剑突下疼痛 · 烧心 · 口服非甾体抗炎药和（或）糖皮质激素的用药史 · 与饮食的关系（空腹痛提示十二指肠溃疡，餐后痛提示胃溃疡） · 可能导致消化道穿孔或大出血
急性阑尾炎	· 腹痛（上腹部至右下腹疼痛） · 年轻人居多 · 可导致消化道穿孔
肠梗阻	· 腹痛（整个腹部） · 便秘 · 腹胀 · 腹部手术史 · 肠梗阻的既往病史 · 老年人居多
急性胆囊炎和急性胆管炎	· 腹痛（右上腹部、剑突下） · 发热 · 既往有胆道疾病史 · 有可能导致败血症
急性胰腺炎	· 腹痛（背痛、剑突下疼痛，坐位时疼痛可减轻）

表 10-4 可引起恶心、呕吐的感染性疾病

疾病	特征
肺炎	· 呼吸困难 · 呼吸过速 · 痰液增多 · 肺部异常呼吸音 · 发热 · SpO_2 下降
腹膜炎	· 继发于消化道穿孔 · 腹痛（整个腹部） · 发热
尿路感染	· 发热 · 尿频 · 尿液混浊、血尿 · 肋脊角的叩击痛

表 10-5 可引起恶心、呕吐的内耳前庭疾病

疾病	特征
良性阵发性位置性眩晕	· 几秒到几十秒的短暂而剧烈的头晕 · 由头部位置变换引起
前庭神经炎	· 持续数天的剧烈头晕 · 因姿势变化而恶化 · 先有上呼吸道感染
梅尼埃病	· 持续 10 分钟至数小时的剧烈头晕 · 缓慢进展的听力衰退 · 耳鸣、耳闭塞感

表 10-6 可引起恶心、呕吐的其他疾病

疾病	特征
糖尿病酮症酸中毒	· 有糖尿病（控制不良）病史 · 意识障碍 · 高血糖

疾病	特征
低血糖	·糖尿病治疗期间（使用胰岛素和磺酰脲类药物） ·低血糖的既往史
甲状腺功能亢进 / 减退	·心悸 / 心动过缓 ·体重增加 / 体重减轻
电解质紊乱	·低钠血症、低钾血症、高钙血症等
药源性	·抗癌药、抗心律失常药、支气管扩张药、抗抑郁药、抗菌药、抗癫痫药、消炎镇痛药、抗帕金森药、阿片类药物等
输尿管结石	·背痛 ·肋脊角的叩击痛
妊娠	·育龄期女性

2. 代表性疾病

2.1　脑卒中

脑卒中急性期的患者有时会出现恶心、呕吐，特别是在脑干和小脑的病变和蛛网膜下腔出血后较常出现。如果出现中枢神经系统症状（麻痹、共济失调、构音障碍、吞咽障碍、行走障碍等），就要怀疑脑卒中。在发生脑卒中的情况下，出现血压升高的情况很多。

2.2　缺血性心脏病

在缺血性心脏病中，最严重的是心肌梗死。心肌梗死的症状中，胸痛、胸部束缚感最常见，发生率为 70% ~ 75%，呼吸困难的发生率为 10% ~ 12%，呕吐的发生率为 2% ~ 10%[1]。心肌梗死引起恶心、呕吐的原因，一般认为是迷走神经反射。如果是新出现的恶心、呕吐并伴有胸痛、胸部绞扼感等心肌梗死的症状，就要怀疑此病，慎重对待，特别是具有动脉硬化危险因素的患者，发生缺血性心脏病的风险更高。

2.3　内耳前庭疾病

良性发作性位置性眩晕、前庭神经炎、梅尼埃病等内耳前庭疾病患者中，出现恶心、呕吐的情况也很多。这些疾病以强烈的旋转性眩晕为主要症状，恶心、呕吐是伴随症状。如果有强烈的眩晕症状，就要怀疑这些疾病。但是，在新发作的脑卒中的情况下，患者也会在头晕的同时出现恶心、呕吐，因此有必要评估有无中枢神经系统症状，进行鉴别。

2.4　高血压脑病

高血压脑病表现为异常高血压。收缩压超过 180 mmHg 时，需要观察有无头痛和其他神经系统异常症状，特别是出现意识障碍时，紧急性较高。

2.5　肺血栓栓塞症

肺血栓栓塞症表现为多种症状，也有出现恶心、呕吐的情况。在肺血栓栓塞症患者中，出现呼吸困难、呼吸过速和 SpO_2 降低的情况很多。患者的状态发生变化时，必须进行生命体征的评估，特别注意不要忽略呼吸状况。

2.6　慢性恶心、呕吐

脑卒中发生后和接受癌症治疗的患者有时会出现持续数日以上的

恶心、呕吐。卧床有导致废用综合征的危险，所以有必要根据症状训练离床。出现长期的恶心、呕吐时，很可能出现不能经口摄食的情况，有时会伴有脱水和电解质紊乱。在进行训练之前，要根据经口摄食量、排尿量、血液检查结果等，评估是否存在这样的问题。另外，有时也会使用甲氧氯普胺和多潘立酮作为镇吐药，但这些镇吐药会引起吞咽困难等锥体外系症状，需要注意用药后的观察。

3. 出现恶心、呕吐时的应对

当患者的状态发生变化时，一般情况下应让患者采取仰卧位；但当患者出现呕吐时，最好采取侧卧位，这是为了预防将呕吐物吸入气管而引起窒息或吸入性肺炎。窒息的紧急性很高，怀疑窒息时必须尝试取出异物。另外，在误吸呕吐物的情况下，胃液会引起严重的肺炎。因此，应在确保患者安全的基础上进行紧急性判断。

引起恶心、呕吐的原因中，紧急性较高的有脑卒中等中枢神经系统疾病、缺血性心脏病等循环系统疾病等。如果出现了提示这些疾病的不稳定信号（表 10-7），就表示情况非常紧急，最好迅速联系医生进行应对（表 10-8）。

表 10-7　出现恶心、呕吐时的不稳定信号（紧急情况关键词）

- 休克
- 胸痛、胸闷感
- 迅速发作的剧烈腹痛和背痛
- 呼吸困难
- 中枢神经系统症状（麻痹、共济失调、构音障碍、吞咽障碍、行走障碍等）
- 意识障碍
- 血压升高

表 10-8 出现恶心、呕吐时的检查要点

检查要点	紧急级别	应对
意识障碍	高	停止训练并紧急呼叫
休克	高	停止训练并紧急呼叫
呼吸过速、SpO_2 低下	高	停止训练并紧急呼叫
胸痛、其他部位的剧烈疼痛	高	停止训练并紧急呼叫
其他生命体征异常	中~高	停止训练
伴随症状（出冷汗、发绀等）	中~高	停止训练

此外，肺血栓栓塞症、异常高血压诱发的高血压脑病、脑膜炎等也属于紧急情况，应根据伴随症状，确定可能的疾病。

呕吐也有可能是病毒感染导致的胃肠炎所引起的，因此要注意防止通过呕吐物将病毒传染给其他患者和医务人员，特别是诺如病毒的感染力很强，不仅可以通过接触传播，还可以通过干燥的呕吐物气溶胶传播。在康复治疗现场，当呕吐的原因还没有确定时，进行呕吐物的处理有被感染的可能性。处理呕吐物时，应佩戴个人防护用具，仔细清除呕吐物，并用次氯酸钠等进行消毒。

4. 日本《康复医疗的安全管理与推进指南（第 2 版）》[2] 的推荐意见

CQ

在出现恶心、呕吐的情况下，是否进行运动负荷训练？

推荐意见

在恶心、呕吐的原因明确，呕吐已经止住，全身状态稳定的情况下，建议实施训练。但是，在实施训练的时候，要注意症状和生命体征的变化，训练内容要根据患者的情况进行调整。（弱推荐，证据的确定性：弱。）

CQ

训练中出现恶心、呕吐时该怎么做？

推荐意见

如果是新发作的恶心、呕吐，有可能是急性心肌梗死、脑血管疾病、肠梗阻、脑膜炎、主动脉夹层等严重疾病所致。如果怀疑有上述疾病、原因不明或者伴有生命体征异常，推荐停止当天的训练并进行详细检查。（强推荐，证据的确定性：弱。）

参考文献

[1] 島本和明ほか. 虚血性心疾患の一次予防ガイドライン（2012年改訂版）. http://www.j-circ.or.jp/guideline/pdf/JCS2012_shima-moto_h.pdf.

[2] 日本リハビリテーション医学会　リハビリテーション医療における安全管理・推進のためのガイドライン策定委員会 編. リハビリテーション医療における安全管理・推進のためのガイドライン第2版. 東京：診断と治療社，2018.

第11章

抽搐、癫痫发作

1. 引起抽搐的疾病

抽搐是由于全身或身体的一部分肌肉不自主地连续收缩而产生的症状。抽搐可以由癫痫发作、低血糖、脑卒中（急性期）等引起（表11-1）。

训练中发生的抽搐比较常见。抽搐有时会引起跌倒、跌落事故，因此需要特别注意。

表 11-1　可引起抽搐的疾病及其特征 [1]

疾病		特征
癫痫发作	特发性癫痫	·没有明显的脑部病变 ·初次发病多发生在学龄前
	症状性癫痫	·脑卒中等急性疾病稳定后仍反复发作
急性症状性发作	脑卒中	·脑卒中急性期（7天以内）
	头部外伤	·头部外伤急性期（7天以内）
	中枢神经系统感染	·感染活动期
	颅内手术后	·发生在开颅手术后的急性期
	代谢性疾病	·缺氧性脑病 ·电解质紊乱 ·低血糖、高血糖 ·尿毒症

疾病		特征
急性症状性发作	中毒	·药物（干扰素、丙米嗪、氯米帕明、茶碱、新型喹诺酮类抗菌药等） ·酒精
	戒断	·药物中断（精神药物等） ·戒酒
	其他	·高血压脑病

2. 代表性疾病

2.1 急性症状性发作和症状性癫痫

急性症状性发作是由可逆性急性疾病等诱发的发作，如果去除原因，就不会再发。急性症状性发作的原因不仅限于中枢神经系统疾病，还有代谢性、药源性等因素。第一次发作时，有必要找出原因。

如果急性疾病得到改善并趋于稳定但仍反复出现抽搐，则应判断为症状性癫痫。在接受康复治疗的症状性癫痫患者中，脑卒中后或围产期的患者较多。症状性癫痫也和特发性癫痫一样，可以使用抗癫痫药进行治疗。

2.2 脑卒中后的急性症状性发作和症状性癫痫

脑卒中后出现抽搐的情况不在少数。对于有抽搐风险的病例，是否预防性地给予抗癫痫药还没有明确的标准。应考虑到抗癫痫药的副作用和发生抽搐的风险，综合判断后决定是否给药。抗癫痫药具有导致认知功能低下的副作用，是康复的阻碍因素，最好把预防用药控制在最低限度。发作的种类中，复杂部分性发作居多，其次为继发性、全身性的单纯部分性发作。

2.3　脑瘫伴随的癫痫

脑瘫引起的癫痫发作的发病率很高，在残疾儿童康复机构中经常会遇到癫痫发作。容易引起癫痫发作的脑瘫类型有四肢麻痹、单侧麻痹和不随意收缩。

很多脑瘫患者的癫痫发作已经被诊断，并已接受抗癫痫药治疗。但是需要注意的是，即使开了抗癫痫药，也有一部分是难治性的，也可能会反复发作。

在对脑瘫患者实施训练时，掌握有无抽搐发作、发作的类型、发作的频率、治疗状况等是很重要的。如果是与平常不同的癫痫发作，则应中止训练，并向医生报告。

2.4　非惊厥性癫痫持续状态（nonconvulsive status epilepticus, NCSE）

NCSE 是指不伴有抽搐的癫痫持续（30 分钟以上）发作的状态，表现为急性意识障碍、慢性意识障碍、急性意识障碍和反复觉醒的意识状态变化、面部肌阵挛、眼球震颤、单点凝视、自动症、失语症及其他突发性异常行为等。这些症状有时会被误认为是脑梗死、认知障碍等引起的。脑卒中、头部外伤、急性脑病综合征、缺氧缺血性脑病、中枢神经系统感染、脑肿瘤等患者都有可能发生 NCSE。

与伴随抽搐的癫痫反复发作不同，NCSE 很少会出现导致死亡的突然变化。但是，因为其是阻碍康复的因素，所以需要及早诊断。如果出现意识水平急速下降、意识水平变化、四肢不自主运动等情况，也应怀疑 NCSE。

3. 发生抽搐时的应对

抽搐反复发作者有可能出现病情加重。抽搐反复发作是指长时间持续发作，或发作后意识障碍无法恢复，或短时间内反复发作的情况。抽搐发作超过 30 分钟，就会造成不可逆的脑损伤。此外，呼吸停止引起的缺氧也会造成重要脏器的损害。如果抽搐发作超过 5 分钟，就要判断为抽搐加重状态，需要尽快采取应对措施。这种情况需要尽快终止抽搐，此时的首选药物是地西泮。适当的处理可以抑制抽搐发作、改善预后，因此需要尽快请医生处理。

发生抽搐时要确保患者周围环境的安全，以免患者从床上跌落。这时，有必要除去眼镜等可能因身体活动而造成外伤的物品。在确保安全之后，评估患者的全身状态。发生抽搐时最应注意的是呼吸停止引起的缺氧状况。确认患者的呼吸状况，如果换气不充分，则使用换气辅助器帮助换气；如果有充分的自主呼吸，使用脉搏血氧仪测 SpO_2，如果发现 SpO_2 下降，就考虑给氧。

心律失常等引起的急性脑缺血也会引发抽搐，评估脉搏也是必要的。

初次发作、长时间持续发作、无呼吸（5 分钟以上）、短时间内反复发作、合并心律失常（心动过缓、心搏骤停）、发绀、伴有异常高血压的情况应判断为"不稳定的信号"，应慎重对待。另外，初次发作时应优先检查抽搐的原因（表 11-2）。

表 11-2　出现抽搐时的检查要点

检查要点	紧急级别	应对
休克	高	停止训练并紧急呼叫

检查要点	紧急级别	应对
初次发作	高	停止训练并紧急呼叫
长时间持续发作	高	停止训练并紧急呼叫
心律失常	高	停止训练并紧急呼叫
其他生命体征异常	中~高	停止训练
伴随症状（出冷汗、发绀等）	中~高	停止训练

初次发作时，作为诊断和治疗的参考，评估发作的形式很重要（表 11-3）。癫痫发作可分为全身性发作和部分性发作。全身性发作时，从发病时开始，两侧大脑半球皮质都会发生异常放电，患者多会出现意识丧失。部分性发作是由于大脑皮质的部分区域异常放电，分为单纯部分性发作（没有意识障碍）和复杂部分性发作（伴随意识水平下降）。当部分性发作扩散到整个大脑时，有时会表现为全身性发作。此外，也有不伴有抽搐的发作，如失神发作。

表 11-3　抽搐发作时、发作后应该观察的要点[1]

时间		观察要点
发作时	患者的安全	·会不会从床上跌落 ·是否有眼镜等可引起外伤的物品接触患者
	生命体征	·意识水平 ·血压、脉搏 ·呼吸状况（有无呼吸、呼吸频率、有无发绀） ·SpO_2
	发作的评估	·意识丧失的状况（抽搐的同时，还是之后） ·持续时间（持续 5 分钟以上为重度发作） ·有无前驱症状 ·四肢的运动、左右差异（从哪里开始，传播的顺序） ·睁眼或闭眼、有无偏视和偏视方向

时间		观察要点
发作后	生命体征	·意识水平的恢复情况 ·血压、脉搏 ·呼吸状况 ·SpO_2
	有无复发	·如果在短时间内复发，则是重度发作
	有无麻痹	·抽搐后可能会出现短暂性麻痹（Todd 麻痹）

通过观察并了解这些信息不仅可以掌握发作时患者的全身状态，还可以作为诊断和选择治疗药物的参考。在确保患者安全、确认呼吸状况后，最好进行详细评估，以便告知医生，在初次发作时尤为重要。

4. 日本《康复医疗的安全管理与推进指南（第 2 版）》[2]的推荐意见

CQ

训练中出现从未出现过的抽搐时该怎么做？

推荐意见

在确保患者安全的前提下，确认气道、呼吸、循环动态的状况，观察抽搐发作的方式，必要时进行药物治疗。推荐停止当天的训练并进行详细检查。（强推荐，证据的确定性：弱。）

参考文献

[1] 亀田メディカルセンター　編. リハビリテーションリスク管理ハンドブック第 4 版. 東京: メジカルビュー社, 2019.

[2] 日本リハビリテーション医学会 リハビリテーション医療における安全管理・推進のためのガイドライン策定委員会 編. リハビリテーション医療における安全管理・推進のためのガイドライン第 2 版. 東京: 診断と治療社, 2018.

第12章

腹　痛

1. 引起腹痛的疾病

腹腔内有很多脏器，引起腹痛的原因多种多样（表 12-1 ~ 12-3）。另外，腹腔外问题也可能引起腹痛。虽然大部分情况下急性胃肠炎、便秘等患者不会出现紧急症状，但有时急腹症的紧急性较高。此外，缺血性心脏病、肺血栓栓塞症等腹腔外器官的严重疾病也会引起腹痛。

表 12-1　可引起腹痛的循环系统疾病

疾病	特征
缺血性心脏病（急性冠脉综合征）	· 迅速起病 · 剑突下疼痛 · 疼痛不局限于胸部 · 压迫感、挤压感、烧灼感、钝痛、呼吸困难 · 上肢放射性疼痛 · 出冷汗 · 伴有恶心、呕吐 · 休克
肺血栓栓塞症	· 迅速起病 · 呼吸困难 · 呼吸过速 · SpO_2 下降 · 下肢深静脉血栓形成的症状 · 出冷汗 · 休克

续表

疾病	特征
腹主动脉瘤破裂	·迅速起病 ·整个腹部和背部疼痛 ·剧烈的腰痛和背痛 ·可见搏动性肿块，主动脉存在压痛 ·恶心、呕吐 ·出冷汗 ·休克

表 12-2　可引起腹痛的消化系统疾病

疾病	特征
肠系膜动脉血栓形成	·迅速起病 ·整个腹部疼痛 ·剧烈的腹痛 ·无压痛 ·多见于老年人、心房颤动患者、动脉硬化患者 ·有因肠道坏死而加重的情况
消化道穿孔	·整个剑突下和腹部疼痛 ·有可能是胃溃疡、十二指肠溃疡、胃癌、大肠癌、憩室炎、急性阑尾炎等导致的 ·剧烈的腹痛 ·恶心、呕吐 ·腹部肌肉僵硬 ·有可能引起败血症或腹膜炎
肝癌破裂	·迅速起病 ·肝癌病史 ·剧烈的腹痛 ·休克 ·有因大量出血而加重的情况
急性胃肠炎	·恶心、呕吐 ·腹泻

续表

疾病	特征
胃溃疡、十二指肠溃疡	· 剑突下疼痛 · 烧心 · 口服非甾体抗炎药或糖皮质激素的用药史 · 与饮食有关（空腹疼痛提示十二指肠溃疡，餐后疼痛提示胃溃疡） · 消化道穿孔可能导致腹膜炎或大出血
肠梗阻	· 恶心、呕吐 · 便秘 · 腹胀 · 有开腹手术、肠梗阻病史 · 老年人多见
急性胰腺炎	· 恶心、呕吐 · 坐位时疼痛减轻
急性阑尾炎	· 年轻人比较多见 · 消化道穿孔可能导致腹膜炎
急性胆囊炎、急性胆管炎	· 发热 · 恶心、呕吐 · 有时会引起败血症

表 12-3　可引起腹痛的其他疾病

疾病	特征
输尿管结石	· 肋脊角的叩击痛 · 恶心、呕吐、血尿
糖尿病酮症酸中毒	· 糖尿病患者（血糖控制不良） · 口渴、多饮、多尿 · 恶心、呕吐 · 呼吸异常（Kussmaul 呼吸） · 呼气有丙酮的气味

要注意胸痛、呼吸困难、生命体征异常等伴随症状，不要忽略了严重的疾病。

腹痛的部位在某种程度上可以作为诊断的参考。接触腹壁的部位出现的问题容易产生局部疼痛，而肠道发生的问题则多感觉为整个腹部疼痛，这是因为肠道疼痛会通过交感神经节传导。

2. 代表性疾病

2.1　急腹症

迅速发作的腹痛且需要迅速应对（包括紧急手术等）的腹部疾病称为急腹症。在急腹症中发病率较高的疾病有消化管穿孔、肠梗阻、异位妊娠。年轻人中急性阑尾炎的发病率高，老年人中肠梗阻的发病率高。日本《急腹症指南（2015）》中指出，"当急腹症的病因是心血管病变时，或一般情况较差时，例如急腹症引起生命体征变化时，老年和合并症等患者因素会被认为是导致预后不良的因素"[1]。

2.2　缺血性心脏病

由于心脏与横膈相邻，因此缺血性心脏病等也会引起剑突下疼痛，有时还伴有恶心、呕吐，容易被误诊为消化系统疾病而未能及时应对。心肌梗死时产生的呕吐和恶心的感觉是由迷走神经的刺激引起的，多由下壁心肌梗死引起。

出现上腹痛、恶心或呕吐时，应确认是否伴有胸痛、出冷汗，并测量生命体征。有动脉硬化危险因素的患者出现这些症状时，必须慎重对待。糖尿病患者和老年人的症状可能是非特异性的，因此需要特别注意。

2.3 腹主动脉瘤

与脑卒中和缺血性心脏病一样，具有动脉硬化危险因素的患者较易患主动脉瘤。主动脉瘤大多无症状，有时因出现腹部搏动性肿块或腹部压痛而被发现。主动脉的直径在胸部通常为 30 mm，在腹部通常为 20 mm 左右。如果主动脉壁的一部分呈梭状或瘤样扩张，主动脉直径达到正常直径的 1.5 倍以上，就可以判断为主动脉瘤。

主动脉瘤的扩大进展缓慢时，患者多无明显症状。在发生腹主动脉瘤的情况下，腹部可能会出现搏动性肿块。主动脉瘤一旦破裂，就会大量出血，出现休克状态。运动负荷过大引起的血压升高有可能诱发主动脉瘤破裂，因此要特别注意。

动脉瘤即将破裂时的症状有腹痛、腰背痛、腹部搏动性肿块等，但很多情况下没有症状，确定诊断需要 CT 造影（图 12-1）。

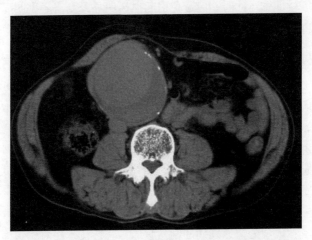

图 12-1　腹主动脉瘤的 CT 造影结果，可见呈梭形的腹主动脉瘤

预测动脉瘤破裂的最主要的因素是动脉瘤的直径。表 12-4 中显示

了动脉瘤大小与年破裂率的关系[2]。直径 50 mm 以上的动脉瘤由于破裂的危险性高，可作为手术适应证。另外，每年直径扩大 5 mm 以上的动脉瘤，也同样考虑作为手术适应证。

表 12-4　动脉瘤的直径和破裂风险[2]

最大直径 / cm	年破裂率 / %
<4.0	0
4.0 ~ 4.9	0.5 ~ 5.0
5.0 ~ 5.9	3 ~ 15
6.0 ~ 6.9	10 ~ 20
7.0 ~ 7.9	20 ~ 40
≥ 8.0	30 ~ 50

在由于某些原因不能实施手术而采取保守治疗的情况下，尤其要慎重地进行训练。此时，应避免引起血压明显升高、心率明显加快的训练项目。

血压管理的目标值是收缩压在 130 mmHg 以下。以抑制瘤径扩大为目的，多使用具有降低心率作用的降压药（如 β 受体阻滞药）。

当通过腹部 CT 等检查发现了巨大的主动脉瘤时，需要事先向医生确认允许的运动负荷的程度、血压、脉率等。

2.4 肠系膜动脉血栓形成

肠系膜动脉血栓形成多见于具有动脉硬化危险因素和患有心房颤动的患者，表现为快速发病的剧烈腹痛，其特征是相对于腹痛的严重程度，很难确认到压痛。此病多见于老年人，也有因心房颤动而形成栓塞的情况。处理不及时会造成肠管坏死、病情加重。

2.5　急性胆囊炎、急性胆管炎

急性胆囊炎和急性胆管炎表现为右上腹疼痛和压痛，伴有发热、白细胞计数增高、C反应蛋白水平升高等炎症症状。对怀疑存在胆道结石的患者，可以通过腹部CT、腹部和胸部X线片确认有无胆道结石。若有结石，应该考虑患胆囊炎和胆管炎的风险较大。急性胆囊炎、急性胆管炎严重时也有可能发展为败血症，因此感染征象严重时必须尽快采取应对措施。

2.6　胃溃疡、十二指肠溃疡

疾病或住院引起的身体上的压力、精神压力、药物副作用等，有可能引发胃溃疡和十二指肠溃疡，多以剑突下疼痛为主诉，在进食后或空腹时有疼痛加重的倾向。因脑梗死或心房颤动而服用抗血栓药的患者发生消化道出血的风险会增加。如果出现黑色大便，就要怀疑消化道出血。

2.7　消化道穿孔

胃溃疡、十二指肠溃疡、急性阑尾炎、憩室炎等都有可能导致消化道穿孔。如果出现消化道穿孔，消化液与腹膜、腹壁接触，就会产生剧烈的腹痛。出现肌紧张、反跳痛等腹膜刺激征时应怀疑消化道穿孔，通过腹部X线、CT可明确诊断。

胃、十二指肠等上消化道因胃液的杀菌效果，细菌较少。因此，上消化道穿孔所致的腹膜炎多为化学性炎症。与此相对，大肠等下消化道穿孔时，肠内细菌漏到腹腔内，就会引起细菌性腹膜炎，由此会导致病情较严重。

2.8　肠梗阻

这是老年人腹痛的常见原因，除腹痛外，常伴有腹胀、便秘等症状。腹痛的位置不明确，表现为间歇性的疼痛。在出现绞窄性肠梗阻的情况下，血液循环障碍会对肠管造成严重的损害，因此出现剧烈腹痛时要注意。引起肠梗阻的原因有腹部手术后粘连、大肠癌、乙状结肠扭转等。

3.　发生腹痛时的应对

当出现腹痛时，出血、缺血、管腔器官闭塞、败血症等可导致病情加重。在这些情况下，症状常常表现为腹痛发病迅速、疼痛剧烈，还伴有生命体征的变化。这些是腹痛的"不稳定信号"（发病迅速、疼痛剧烈、疼痛逐渐加重、休克、呼吸过速），患者的状态被判断为不稳定，所以需要慎重对待（表12-5）。为了确定诊断，需要进行腹部超声检查和CT检查等。

表 12-5　出现腹痛时的检查要点

检查要点	紧急级别	应对
意识障碍	高	停止训练并紧急呼叫
休克	高	停止训练并紧急呼叫
呼吸过速、SpO_2 低下	高	停止训练并紧急呼叫
迅速起病	高	停止训练并紧急呼叫
剧烈的疼痛	高	停止训练并紧急呼叫
其他生命体征异常	中～高	停止训练
伴随症状（出冷汗、发绀等）	中～高	停止训练

4. 日本《康复医疗的安全管理与推进指南（第 2 版）》[3] 的推荐意见

CQ

训练中出现腹痛时该怎么做?

推荐意见

如果是新出现的腹痛，有可能是需要紧急处理的急腹症。如果怀疑发生了急腹症，或原因不明，或者伴随生命体征异常，推荐停止当天的训练并进行详细检查。（强推荐，证据的确定性：弱。）

参考文献

[1] 急性腹症診療ガイドライン出版委員会（編）. 急性腹症診療ガイドライン2015. 東京: 医学書院, 2015.

[2] Brewter D, Cronenwett J, Hallett JJ, et al. Guidelines for the treatment of abdominal aortic aneurysm. Reports of a subcommittee of the Joint Council of the American Association for Vascular Surgery and Society for Vascular Surgery. J Vasc Surge, 2003, 37(5): 1106-1117.

[3] 日本リハビリテーション医学会 リハビリテーション医療における安全管理・推進のためのガイドライン策定委員会 編. リハビリテーション医療における安全管理・推進のためのガイドライン第2版. 東京: 診断と治療社, 2018.

第13章

眩 晕

1. 引起眩晕的疾病

眩晕是经常出现的症状，有一过性的轻微眩晕，也有不能离床的重度眩晕。眩晕患者还会感到明显不安，有时会伴有恶心、呕吐等症状。眩晕也有慢性持续性的，成为康复训练的阻碍因素。

眩晕是由中枢神经系统疾病、循环系统疾病、内耳前庭疾病等引起的（表13-1~13-4）。常见的是内耳前庭疾病引起的末梢性眩晕，如良性发作性位置性眩晕、前庭神经炎、梅尼埃病。这些疾病表现为迅速发病的强烈眩晕，但预后良好，并不紧急。

引起眩晕的中枢神经系统疾病包括新发生的脑卒中等紧急级别高的疾病。这种眩晕多为浮动性的，但脑干病变引起的眩晕也有可能

表13-1　可引起眩晕的中枢神经系统疾病

疾病	特征
脑卒中	·迅速起病 ·多为浮动性眩晕，也有可能是旋转性眩晕 ·其他中枢神经系统症状 ·血压升高
椎－基底动脉供血不足	·反复发作的短暂的眩晕 ·浮动性眩晕

表 13-2 可引起眩晕的循环系统疾病

疾病	特征
心律失常	· 迅速起病 · 晕厥性眩晕 · 心悸 · 心动过速或心动过缓 · 有心脏病和昏迷病史
心力衰竭	· 缓慢起病 · 晕厥性眩晕 · 呼吸困难 · 呼吸过速、SpO_2 下降 · 喘鸣、端坐呼吸 · 颈静脉怒张 · 四肢水肿 · 体重增加 · 休克

表 13-3 可引起眩晕的内耳前庭疾病

疾病	特征
良性发作性位置性眩晕	· 头部位置变换时发病 · 旋转性眩晕 · 几秒到几十秒的短暂而强烈的眩晕 · 常见 · 可伴恶心、呕吐
前庭神经炎	· 比较迅速地发病 · 旋转性眩晕 · 持续几天的强烈眩晕 · 因姿势变化而加重 · 发病前存在上呼吸道感染 · 可伴恶心、呕吐

疾病	特征
梅尼埃病	· 反复发作 · 旋转性眩晕 · 持续 10 分钟到数小时的强烈眩晕 · 不断变化、缓慢恶化的听力衰退 · 耳鸣、耳闭塞感 · 可伴恶心、呕吐
突发性耳聋	· 比较迅速地发病 · 旋转性眩晕 · 持续数小时到数天的突然耳聋 · 耳鸣、耳闭塞感 · 可伴恶心、呕吐

表 13-4　可引起眩晕的其他疾病或因素

疾病或因素	特征
迷走神经反射	· 迅速起病 · 晕厥性眩晕 · 由疼痛、排泄等刺激诱发
直立性低血压	· 站立、坐位时发生 · 晕厥性眩晕或浮动性眩晕 · 合并自主神经功能障碍、脱水等
低血糖	· 迅速起病 · 浮动性眩晕或晕厥性眩晕 · 处于糖尿病治疗期间，正在接受胰岛素治疗，有低血糖病史
贫血	· 浮动性眩晕或晕厥性眩晕 · 心动过速、血压降低，血液检查显示贫血
药物	· 浮动性眩晕 · 服用降压药、精神药物、抗癫痫药、抗菌药（氨基糖苷类、红霉素等）

是旋转性的。其他紧急级别高的眩晕还有心律失常等引起的心源性眩晕，这种情况会出现黑矇等接近昏迷的症状。

调查[1]显示在因眩晕来门诊就诊的患者的眩晕原因中，内耳前庭疾病最多，占44%，其中以良性发作性位置性眩晕最多；严重的疾病中，由脑卒中引起的眩晕占6%，由心律失常引起的眩晕占1.5%。

考虑眩晕的原因时，最重要的是了解眩晕的性质，其大致可分为旋转性眩晕、浮动性眩晕和晕厥性眩晕（表13-5）。即使患者的主诉是"眩晕"，其性质也是多种多样的，需要根据患者的主诉对眩晕进行分类。

表13-5 眩晕的性质[2]

眩晕的性状	旋转性	浮动性	晕厥性
患者的主诉	周围的景象在旋转 我在旋转 转来转去	摇摆，站不稳 摇晃的感觉 感觉飘起来了	眼前发黑 昏过去 头脑一片空白

2. 代表性疾病

2.1 良性发作性位置性眩晕

这是引起眩晕的最常见的疾病，在康复治疗中也经常需要采取相应措施。

如果采取特定的头部位置，就会出现旋转性眩晕。起床时颈部前屈、后屈或翻身容易诱发眩晕，此时多伴有眼球震颤。头部位置变换后1~2秒出现眩晕，眩晕持续30秒左右后逐渐缓解。如果持续重复同样的头部位置，眩晕症状往往会减轻或不再发生。头晕会诱发呕吐，不伴有耳聋、耳鸣及其他中枢神经系统症状。

此病是良性疾病，有可能自行好转。徒手移动耳石的头部位置治疗大多有效，症状严重时最好到耳鼻咽喉科专科医生处就诊。

2.2　梅尼埃病

此病多见于 30 ~ 40 岁，表现为反复发作的伴有听力下降和耳鸣的旋转性眩晕。听觉障碍多为单侧并逐渐加重。眩晕无诱因且突然发生，持续数分钟至数小时，发作呈反复性，有时伴有呕吐。发作时多伴有眼球震颤，但不伴有其他中枢神经系统症状。

2.3　突发性耳聋

此病在听力下降（单侧性）和眩晕这两种表现上与梅尼埃病类似，但是伴有迅速发病的听力下降，且不会反复发作眩晕。治疗开始较晚有可能会导致永久性耳聋，因此需要及早诊断和治疗。

2.4　前庭神经炎

此病表现为迅速发作的强烈的旋转性眩晕和呕吐，通常不伴有听力下降和耳鸣，安静时也会出现眩晕，由于体位变换和头部活动而加重。此病通常由上呼吸道感染引起，呈单相病程，几天到 2 周后自然缓解。

2.5　脑卒中

脑卒中患者出现的眩晕多为既往脑卒中引起的慢性症状，不伴有紧急性。应通过询问既往史和用药史来明确眩晕是否为慢性的。

对于新发病的脑卒中，需要尽早开始治疗，因此不要忽视这一点。发生在脑干或小脑的脑卒中容易引起眩晕。脑干的病变（图

13-1）多伴有构音障碍、吞咽障碍、面部和四肢感觉障碍、Horner 综合征（瞳孔缩小、眼裂狭窄、面部潮红）、四肢不协调、行走障碍等。小脑的病变会伴有四肢共济失调、震颤。在脑卒中急性期，血压升高的情况较多见，因此需要测量生命体征。

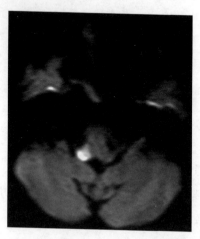

图 13-1　延髓梗死后的 MRI 增强图像

2.6　心律失常

心动过缓、心动过速等心律失常会导致血流动力学不稳定，也会引起眩晕。这种情况下的眩晕多表现为黑矇，需要详细了解眩晕的性质。另外，为了排除严重的心律失常，进行心电图检查并评估生命体征的变化很重要，特别是发现新出现的心电图异常时，需要尽快采取措施。

2.7　直立性低血压

废用综合征、使用降压药（特别是 α 受体阻滞药）、使用治疗排尿障碍的药物等可引起直立性低血压，从而引起眩晕。应评估体位引起的血压、脉搏的变化。

3. 出现眩晕时的应对

在临床工作中，重要的是不要忽略了脑卒中和心律失常等严重疾病，要注意提示这些疾病的不稳定信号（表 13-6），并采取相应措施（表 13-7）。另外，在出现眩晕之后还可能出现恶心、呕吐等症状。

表 13-6 出现眩晕时的不稳定信号

- 晕厥性眩晕
- 中枢神经系统症状（麻痹、共济失调、构音障碍、吞咽障碍、行走障碍等）
- 心律失常（严重心动过缓、心动过速）
- 意识障碍
- 血压升高

表 13-7 出现眩晕时的检查要点

检查要点	紧急级别	应对
意识障碍	高	停止训练并紧急呼叫
休克	高	停止训练并紧急呼叫
心律失常	高	停止训练并紧急呼叫
中枢神经系统症状、血压升高	高	停止训练并紧急呼叫
其他生命体征异常	中～高	停止训练
伴随症状（出冷汗、发绀等）	中～高	停止训练

4. 日本《康复医疗的安全管理与推进指南（第 2 版）》[3] 的推荐意见

CQ

在出现眩晕的情况下，是否进行运动负荷训练?

推荐意见

眩晕是常见的主诉，慢性眩晕大多预后良好。在眩晕的原因明确且全身状态稳定的情况下，建议实施训练。但是，在实施训练的时候，要注意症状和生命体征的变化，训练内容要根据患者的情况进行调整。（弱推荐，证据的确定性：弱。）

CQ

训练中出现眩晕时该怎么做？

推荐意见

如果是新发病的眩晕，有可能是中枢神经系统疾病或循环系统疾病等严重疾病引起的。如果怀疑有上述疾病或原因不明，或者伴有生命体征异常，推荐停止当天的训练并进行详细检查。（强推荐，证据的确定性：弱。）

参考文献

[1] Kroenke K. How common are various causes of dizziness? South Med J, 2000, 93(2): 160-167.

[2] 亀田メディカルセンター 編. リハビリテーションリスク管理ハンドブック第4版. 東京: メジカルビュー社, 2019.

[3] 日本リハビリテーション医学会 リハビリテーション医療における安全管理・推進のためのガイドライン策定委員会 編. リハビリテーション医療における安全管理・推進のためのガイドライン第2版. 東京: 診断と治療社, 2018.

第14章

发 热

1. 引起发热的疾病

体温在 37.5 ℃以上为发热，38.0 ℃以上为高热。发热通常不是在训练中突然出现的，在训练前就可以了解患者有无发热。要养成查阅护理记录、在观察生命体征时关注体温的习惯。由于发热常在早晨消退，可参考前一天和前两天的体温记录，掌握发热的波动情况。

与其说发热本身是问题，不如说引起发热的原因才是问题。发热的原因中，感染性疾病是最具代表性的，除此之外还有各种各样的疾病（表 14-1、14-2）。比较紧急的疾病有败血症、肺炎、脑膜炎、感染性心内膜炎、中暑等。常见的发热性疾病有急性上呼吸道感染、肺炎、尿路感染、导管相关性血流感染（catheter-related blood stream infection，CRBSI）。除此之外，癌症、胶原病、药物、深静脉血栓形成也会引起发热，但很少引发高热。由于发热导致脱水和营养素及能量的消耗，有时还会产生继发性问题。发热时应结合生命体征和血液检查等，评估全身状态后再决定是否进行训练。

表 14-1　可引起发热的感染性疾病

疾病	特征
肺炎	· 呼吸困难、呼吸过速、痰量增多、肺部异常呼吸音、SpO_2 低下

续表

疾病	特征
尿路感染	·尿频 ·尿混浊、血尿 ·腰背部的叩击痛
急性胆囊炎、急性胆管炎	·腹痛、恶心、呕吐
脑膜炎	·头痛、呕吐、颈强直、意识障碍
腹膜炎	·腹痛
感染性心内膜炎	·心脏杂音、皮肤点状出血
化脓性脊柱炎、化脓性关节炎	·腰背痛、关节痛、关节肿胀
急性上呼吸道感染	·与传染病患者的接触史 ·咽痛、咳嗽、流涕等上呼吸道症状
假膜性肠炎	·腹泻
导管相关性血流感染	·留置有中心静脉导管、导尿管等
手术部位感染	·手术伤口持续不愈并出现逐渐加重的疼痛、肿胀

表 14-2 可引起发热的其他疾病或因素

疾病或因素	特征
癌症	·癌症病史、体重减轻
胶原病	·关节痛、关节肿胀
假痛风	·关节痛、关节肿胀
中暑	·有停留在高温环境中的病史 ·头痛、呕吐、抽搐、神志不清
药物	·抗菌药和抗癫痫药等，大多发生在开始服药后 1 周左右

2. 代表性疾病

2.1 败血症

败血症是感染性疾病严重化的状态，可以进展为危重型。很多情况下，诊断时使用败血症的新定义"脓毒症 -3（The Third International Consensus Definitions for Sepsis and Septic Shock，Sepsis-3）"。其中，败血症是"感染引起的严重的脏器功能障碍的状态"。败血症引起急性循环衰竭的状态是感染性休克（又称败血症休克），有可能导致死亡，应尽快稳定循环动态，并开始使用抗菌药等治疗。

在重症医学领域，败血症的严重程度评估采用序贯器官衰竭评估（Sequential Organ Failure Assessment，SOFA）。评估内容包括呼吸、循环、血液、肝、肾、中枢神经系统等 6 个重要器官系统。但是，该评估需要进行血液检查，不能进行快速评估，因此，快速 SOFA（表 14-3）很有用。评估内容由意识、呼吸、循环等生命体征组成，评估较简便。快速 SOFA 的得分被认为与生命预后高度相关，对 2 分以上的情况需要尽快采取措施。

表 14-3　快速 SOFA

评估项目	表现	分数
意识	意识改变	1 分
呼吸	呼吸频率 ≥ 22 次 / 分	1 分
循环	收缩压 ≤ 100 mmHg	1 分

注：2 分以上为阳性，需要尽快采取措施。

2.2 肺炎

肺炎在发热患者死因中居前列，特别是老年人中肺炎的发病率高，病死率也高，因此肺炎是一个重大的问题。康复患者大多虚弱，因此罹患肺炎的危险性高，其影响也有变严重的倾向，特别是脑卒中和神经退行性疾病会导致吞咽困难，这些患者发生吸入性肺炎的危险性很高。另外，全身麻醉手术后也会经常发生肺炎。

肺炎的症状有发热、咳痰、呼吸困难等，体征有肺部异常呼吸音等，通过胸部 X 线或胸部 CT（图 14-1）进行诊断。

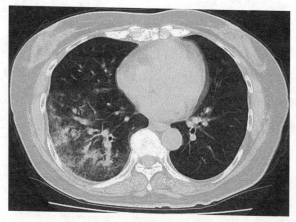

图 14-1　肺炎的 CT 图像
在右肺野发现浸润影。

根据发生的情况，肺炎分为社区获得性肺炎、医院获得性肺炎、健康护理相关肺炎。医院获得性肺炎是由耐药菌引起的难治性肺炎。另外，由于住院患者大多全身状态不佳，有容易发展成重症肺炎的倾向。在入住养老机构等医疗、护理机构的过程中患上肺炎的人也不少，这类肺炎被认为是健康护理相关肺炎，和医院获得性肺炎一样，患者的生命预后和功能预后都很差。

有文献指出，有一种模型通过对获得的关于肺炎患者的信息进行评分来预测患者 1 个月内的死亡情况（表 14-4）[1]。此模型将患者特征、并存疾病、身体状况、检查结果等项目的得分相加，根据总分预测风险。分数越高，意味着危险性越高。

表 14-4　肺炎严重程度指数（Pneumonia Severity Index，PSI）[1]

	患者信息	分数		患者信息	分数
患者特征	男性	年龄	并存疾病	恶性肿瘤	30
	女性	年龄 -10		肝病	20
	疗养院入住者	10		充血性心力衰竭	10
检查结果	动脉血：pH<7.35	30		脑卒中	10
	尿素氮 >10.7 mmol/L	20		肾病	10
	血钠 <130 mmol/L	20	身体状况	意识状态改变	20
	血糖 >13.9 mmol/L	10		呼吸频率 >30 次 / 分	20
	血细胞比容 <30%	10		收缩压 <90 mmHg	20
	动脉血氧分压 <60 mmHg	10		体温 <35 ℃或 >40 ℃	15
	出现胸腔积液	10		脉率 >125 次 / 分	10

注：根据总分预测 1 个月内的死亡风险。分数越高，风险越高。总分 91 ~ 130 分的患者占 8.2%，总分 131 分以上的患者占 29.2%。

一般使用抗菌药治疗肺炎。如果治疗不及时，肺炎会加重，出现呼吸衰竭或败血症。在这种情况下，需要采用前文提到的快速 SOFA 来评估是否有败血症的可能性。

2.3 脑膜炎

脑膜炎是指脑膜或髓腔受细菌或病毒感染而发生炎症的状态，症状除发热外，还会出现头痛、呕吐、脑膜刺激征、意识障碍等。脑膜刺激征表现为颈强直，如果头部被动地前屈，肌紧张引起的抵抗和疼痛导致下颏不能接触胸骨，则判断为阳性。另外，摇晃加重（Jolt accentuation）也是脑膜炎的表现，可让患者以每秒 2~3 次的频率摇头，评估头痛程度。

炎症导致脑实质受损时，还会出现意识障碍、痉挛等中枢神经系统症状，也有可能导致高级脑功能障碍等后遗症，需要及早应对。

2.4 感染性心内膜炎

这是心内膜发生的感染性疾病，有时会合并瓣膜病。如果不进行适当的治疗，患者会发生心力衰竭和脑栓塞，有加重病情的危险。除了脑栓塞以外，脾、肾、肝、冠状动脉、肠系膜动脉、髂动脉等也有可能发生栓塞。除了发热以外，还会出现微血管栓塞引起的皮肤点状出血和心脏杂音。诊断此病需要进行血培养和超声心动图检查。

2.5 中暑

中暑是暴露在高温下产生的问题，严重者会死亡，因此中暑是一种危险的并发症。如果在高温环境中出现身体不适，一定要怀疑是否发生了中暑。

不仅在阳光直射的室外，在室内也有可能发生中暑。老年人在日常生活中会发生"非劳动性中暑"。中暑的危险因素包括高龄、独居、ADL 低下、患有精神疾病和心理疾病等基础疾病等。许多符合居家康复条件的患者中包括此类患者，其在体温较高时要时刻小心。另外，即使是住院的患者在夏季进行户外训练时也要特别注意。

日本急诊医学会发布了《中暑诊疗指南》[2]。在指南里，中暑严重程度分为Ⅰ～Ⅲ度（表 14-5）。建议Ⅱ度患者到医疗机构就诊，Ⅲ度患者接受住院治疗，以此分类为参考来判断紧急性。

表 14-5　中暑的严重程度分类[2]

严重程度	症状
Ⅰ度	·眩晕、站立时眼前发黑、打哈欠、大量出汗、肌肉酸痛、肌肉僵硬、无意识障碍（JCS 评分 =0）
Ⅱ度	·头痛、呕吐、疲劳感、虚脱感、注意力和判断力下降（JCS 评分≤1）
Ⅲ度	以下 3 项均出现： ·中枢神经系统症状［意识障碍（JCS 评分≥2），小脑症状，痉挛发作） ·肝、肾功能不全 ·血液系统功能异常

2.6　尿路感染

尿路感染是作为康复对象的老年人、脑卒中患者、脊髓疾病患者中常见的感染性疾病，症状表现为尿频、尿痛、血尿和尿混浊，尿液检查可见尿中细菌增多，血液检查提示白细胞计数和 C 反应蛋白水平升高。

感染局限在膀胱，则病情属于轻症，但肾盂肾炎有发展成败血症的风险。肾盂肾炎除了高热外，有时还会出现肋脊角的叩击痛（肋脊角是腰椎和第 12 肋之间的部位）。

除了膀胱炎、肾盂肾炎外，男性还可能患附睾炎和前列腺炎，根据该部位的疼痛可以诊断。从原因上来说，导尿管所致的逆行性感染比较多见。

在对脑卒中急性期病例的尿路感染调查[3] 中，412 例脑卒中病例在 3 个月内发生尿路感染的比例为 15.8%，预测因素是 ADL 低下、留置导尿管和年龄，其中比率最大的是留置导尿管。除上述感染外，导尿管还会导致膀胱结石和尿道溃疡，因此需要尽早拔除。在这种情况下，治疗师的积极行动可能会降低并发症的发生风险。

2.7 手术部位感染

手术部位发生感染的情况并不少见，要注意手术部位的自发性疼痛、压痛、肿胀和热感。一般来说，手术部位的疼痛和炎症症状随着时间的推移会逐渐好转，但如果症状加重，就要怀疑是否存在感染。多数情况下使用抗菌药能够改善这类感染，但形成脓肿时需要切开排脓。

在骨科手术后体内有钢板或髓内钉等内固定材料的情况下，感染有可能难以治愈。如果置之不理，有可能导致骨髓炎或难治性瘘管形成。在这种情况下，有时需要去掉内固定材料。

2.8 导管相关性血流感染

这是由留置在血管内的导管引发的血流感染，中心静脉导管引起的血流感染多见，但末梢静脉导管也有可能引起感染。在发生感染的时候，留置部位会出现疼痛和肿胀，但多数情况下没有症状。如果病情恶化，有发生败血症的危险，需要尽早拔除导管。

进行适当的营养管理，终止不必要的静脉营养，帮助患者尽早恢复经口摄入，有助于预防导管相关性血流感染。

2.9　药源性发热

药源性发热有时在开始用药数日后发生，若停用可疑药物能退热，则可做出诊断。药源性发热的特征是虽然发热，但全身状态和血液检查的结果都很好。

3. 出现发热时的应对

在训练前存在发热的情况下，重要的观察事项是引起发热的疾病是否严重，或者是否伴有生命体征的异常。在引起发热的疾病中，严重的有脑膜炎和中暑。应注意提示这些疾病的不稳定信号（表 14-6、14-7）。在任何情况下，在数分钟内出现病情加重的情况都不多见，很少需要紧急呼叫。

表 14-6　出现发热时的不稳定信号

· 休克（心动过速、血压下降）
· 意识障碍
· 呼吸过速

表 14-7　出现发热时的检查要点

检查要点	紧急级别	应对
意识障碍	中~高	停止训练并紧急呼叫
休克	中~高	停止训练并紧急呼叫
其他生命体征异常	中~高	停止训练
伴随症状（出冷汗、发绀等）	中~高	停止训练

4. 日本《康复医疗的安全管理与推进指南（第2版）》[4] 的推荐意见

CQ

在发热的情况下，是否进行运动负荷训练？

推荐意见

在发热的原因明确且全身状态稳定的情况下，建议实施训练。但是在实施训练的时候，要注意症状和生命体征的变化，训练内容要根据患者的情况进行调整。（弱推荐，证据的确定性：弱。）

参考文献

[1] Fine MJ, Auble TE, Yealy DM, et al. A prediction rule to identify low risk patients with community acquired pneumonia. N Eng J Med 1997, 336(4): 243-250.

[2] 日本救急医学会熱中症に関する委員会（編）. 熱中症診療ガイドライン2015. http://www.jaam.jp/html/info/2015/pdf/info-20150413.pdf.

[3] Stott DJ, Falconer A, Miller H, et al. Urinary tract infection after stroke. QJM, 2009, 102(4): 243-249.

[4] 日本リハビリテーション医学会 リハビリテーション医療における安全管理・推進のためのガイドライン策定委員会 編. リハビリテーション医療における安全管理・推進のためのガイドライン第2版. 東京: 診断と治療社, 2018.

第15章

肌肉骨骼系统疼痛

1. 引起肌肉骨骼系统疼痛的疾病

腰痛、膝盖痛、肩痛等肌肉骨骼系统疼痛的主诉非常多，这些疼痛多数是由于年龄增长导致的退行性改变或骨关节炎等疾病（表 15-1）引起的，很少是由重大疾病引起的。但是可能存在骨折、脱位、感染、癌症等需要早期诊断和治疗的疾病，因此有必要事先了解相关特征。

表 15-1　引起肌肉骨骼系统疼痛的疾病

疾病	特征
骨折、脱位	·存在跌倒等创伤事件 ·在骨折早期、骨愈合不充分的时期会发生 ·人工骨和人工关节的脱位
感染性疾病（化脓性脊柱炎、化脓性关节炎、手术部位感染）	·伴有发热、白细胞计数和 C 反应蛋白水平升高 ·诊断不及时会导致骨、关节的破坏加剧 ·化脓性脊柱炎会导致瘫痪
癌症（骨转移）	·在乳腺癌、前列腺癌、肺癌等癌症患者中常见 ·有因病理性骨折或压迫脊髓而发生麻痹的情况
变形性关节炎	·随着年龄的增长、外伤后关节变形而发生 ·最常见的是膝关节的骨关节炎 ·另外，髋关节、踝关节、肩关节、肘关节等也有可能出现这种情况

疾病	特征
退行性脊椎病	·腰痛、颈痛的发生频率高 ·椎管狭窄、压迫神经根可引起麻痹
肩周炎	·肌腱周围炎症引起的肩关节疼痛 ·如果处理不及时，可能会引起严重的肩关节挛缩
假痛风	·出现关节炎急性发作 ·好发于肩关节、肘关节、手部关节、髋关节、膝关节、踝关节、耻骨联合等 ·伴有发热、白细胞计数和 C 反应蛋白水平升高 ·需要与化脓性关节炎进行鉴别
异位骨化	·大关节周围组织在外伤后、手术后、脊髓损伤后可能发生骨化 ·血液检查显示碱性磷酸酶和肌酸激酶水平升高 ·X 线检查能观察到变化需要很长时间 ·处理不及时会导致严重的关节挛缩
肩手综合征、复杂性局部疼痛综合征	·可能发生在脑卒中或四肢受伤后 ·除了痛觉过敏、感觉过敏之外，还会出现皮肤发红、肿胀、水肿、出汗异常等自主神经症状 ·如果处理不及时，可能会导致严重的关节挛缩
绞窄性末梢神经障碍	·罹患腕管综合征和肘管综合征的频率较高 ·由于卧床时腓神经受压迫，也会出现腓神经麻痹 ·处理迟缓有时会加重麻痹

2. 代表性疾病

2.1 股骨近端骨折

股骨近端骨折可分为属于关节内骨折的股骨颈骨折（内侧骨折）（图 15-1）和属于关节外骨折的股骨粗隆间骨折（外侧骨折）。无论哪一种骨折，多数情况下都应选择手术治疗，但有时会出现术后并发症。

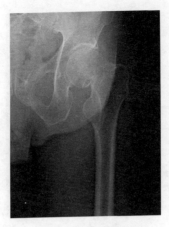

图 15-1　股骨颈骨折

　　股骨头没有骨膜，骨的血液供应不稳定。因此，出现股骨颈骨折时，骨碎片的移位导致流向股骨头的血流受阻，有时会导致股骨头坏死和假关节形成。根据术前、术后的 X 线片，评估其风险，注意髋关节疼痛等局部症状，推进康复治疗。在属于关节内骨折的股骨颈骨折中，特别是骨碎片移位较大的病例中，这些问题的发生频率较高。

　　移位型股骨颈骨折多选择人工股骨头置换术。人工股骨头置换术没有发生股骨头坏死和假关节形成的危险性，但并发症包括可能发生人工股骨头脱位（图 15-2）。人工股骨头大多向后方脱位，在髋关节屈曲、内收、内旋时容易发生，脱位的发生率为 2%～7%。脱位时的症状有髋关节疼痛、双侧腿长差、屈曲－内收－内旋位导致髋关节不能活动等。如果根据这些症状怀疑存在脱位，必须进行 X 线检查来确认有无脱位。如果复位延迟，复位操作就会变得困难。另外，由于脱位的骨压迫坐骨神经，患者可能会出现坐骨神经麻痹。因此，发生脱位时，需要尽早复位。

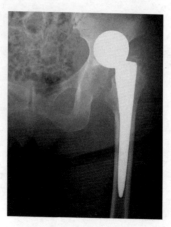

图 15-2　人工股骨头脱位

对股骨粗隆间骨折进行骨接合术时，有时会因骨愈合不良而出现髓内钉穿出的现象。髓内钉的插入不充分时，穿出的风险会升高。另外，骨折部位复位不充分的病例中，错位和假关节形成的危险性也很高。因此，应通过正位片及侧位片确认复位状态。此外，受伤时骨折部位移位的程度和骨质疏松的程度也会影响骨愈合，因此最好也能参考一下术前的 X 线片。

2.2　脊椎压缩性骨折

老年人和正在接受糖皮质激素治疗的患者会出现骨质疏松，施加轻微的外力就会引起骨折，特别是出现脊椎压缩性骨折的频率很高。

脊椎压缩性骨折的好发部位是第 12 胸椎、第 1 腰椎等胸椎与腰椎移行部，依据 X 线片（图 15-3）进行诊断。有陈旧性的压缩性骨折，也有新鲜骨折的情况。陈旧性骨折在愈合时，多伴有椎体周围的骨硬化表现；由于新鲜骨折不伴有骨硬化表现，因此可以进行鉴别。压缩性骨折发生后也有产生假关节（图 15-4）而导致疼痛持续存在的情况，以及随着压缩的加重而出现迟发性麻痹的情况。治疗大多选择躯干矫形器（Durmen 和 Jewett 型）固定。

 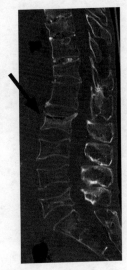

图 15-3 腰椎压缩性骨折 （多发性骨折）　　图 15-4 第 2 腰椎压缩性 骨折后产生的假关节（CT）

2.3 癌症骨转移

骨作为癌症的转移部位，骨转移出现的频率比较高。骨转移引起的疼痛的特征是静息痛和夜间痛（睡觉中被疼醒）。另外，对于没有跌倒等诱因的肌肉骨骼系统疼痛，以及使用非甾体抗炎药等普通镇痛药无法缓解的疼痛，也需要注意是否是骨转移。体重减轻也能提示癌症的可能。

在存在这些表现的情况下，有必要进行癌症转移的影像学评估。骨转移的好发部位有脊柱、骨盆、股骨近端。拍摄胸部和腹部的 CT 时，将 CT 调整到骨影像窗（图 15-5）进行观察，检查脊椎有无骨转移灶。

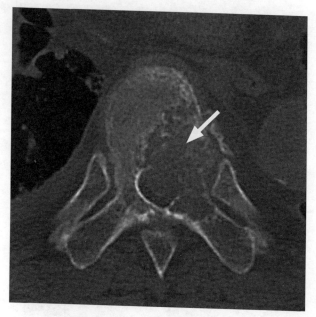

图 15-5　发生在胸椎的骨转移（CT）

2.4　化脓性脊柱炎

化脓性脊柱炎是发生在椎体和椎间盘的感染性疾病，其原因多为血行性感染。对于老年人、糖尿病患者、癌症治疗后的患者等具有易感性的患者，更加需要予以注意。由于椎体破坏、椎管受到压迫，也有出现麻痹的病例。化脓性脊柱炎的症状包括脊柱疼痛、发热，血液检查提示存在炎症反应。疼痛与前述的骨转移类似，多数情况下患者主诉有静息痛。

磁共振成像（magnetic resonance imaging，MRI）在诊断中是有用的，如果确认相邻两个椎体破坏以及椎间盘间隙有脓肿形成，则化脓性脊柱炎的可能性很高（图 15-6）。患者被诊断为化脓性脊柱炎时，需要服用抗菌药、静养、进行束腰固定。

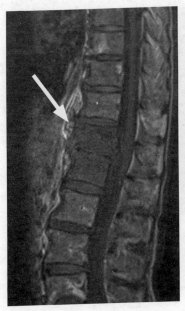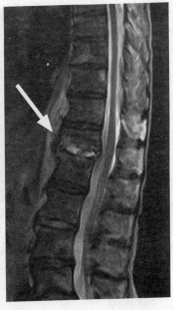

图 15-6　发生在胸椎的化脓性脊柱炎

其特征是 T_1 加权成像（左）中病灶呈低信号，T_2 加权成像（右）中病灶呈高信号。

2.5　化脓性关节炎

化脓性关节炎如果放任不管的话，对关节造成的破坏就会加剧，因此需要尽早排脓和服用抗菌药。如果有局部剧烈的疼痛（特别是静息痛）、肿胀、热感、发热，则需要怀疑是否存在感染。在 X 线片中，初期很少能观察到明显的变化，但在病情恶化时，可以看到骨破坏。与变形性关节炎相比，骨破坏的特征是不伴有骨硬化和骨赘形成（图 15-7）。MRI 可见局部炎症表现。如果通过关节穿刺检查出细菌，就可以明确诊断。感染的原因有关节注射和手术，以及血行性感染。

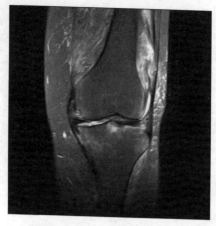

图 15-7　化脓性膝关节炎

关节间隙变窄，关节周围可见骨破坏。与通常的变形性关节炎的不同之处在于没有骨赘
形成和骨硬化。

2.6　异位骨化

因脊髓损伤和脑卒中引起麻痹以及骨折等外伤，在本来不存在骨组织的组织中有时会形成新生骨，关节周围的肌腱、韧带、关节囊、筋膜或肌肉发生骨化。

异位骨化多发生于肩关节、肘关节、髋关节、膝关节等大关节。如果发现较晚，会发生关节挛缩，有时会妨碍 ADL，因此需要予以注意。初期症状为局部的疼痛、压痛、发热、肿胀等，这些症状在训练中容易被注意到。血液检查可发现碱性磷酸酶和肌酸激酶水平升高。发病后 2 周以上可在 X 线片中观察到骨化，疾病初期有淡淡的云状阴影，逐渐呈现出明显的骨化。使用依替膦酸二钠进行治疗是合适的。虽然也有进行骨切除的情况，但如果在早期进行骨切除，骨化容易复发，因此，在骨化稳定之前需要等待一段时间。及早发现此病很重要。

2.7　复杂性局部疼痛综合征

复杂性局部疼痛综合征是骨折等外伤或神经损伤后出现疼痛迁延的综合征，以前也被称为反射性交感神经营养不良。此病的症状多种多样，包括痛觉过敏、感觉过敏、感觉减退、感觉异常、皮肤发红、皮肤苍白、肿胀、水肿、出汗异常、皮肤温度下降、皮肤温度上升、皮肤萎缩、指甲变形、关节挛缩、骨质疏松、肌肉萎缩等。这些症状会随着时间的推移而发生变化，有时很难进行诊断。延误诊断可能会导致严重的关节挛缩和症状恶化，因此需要尽早诊断和应对。

2.8　假痛风

假痛风是由关节内游离的焦磷酸钙结晶诱发的急性关节炎，在老年人中的发病率较高，有时会与变形性关节炎的症状并发而导致重症化、长期化。

假痛风的症状有剧烈的关节痛、发热、肿胀，多发生于膝关节，但也有发生于肩关节、肘关节、腕关节、髋关节、踝关节、腱骨结合部的情况。在 X 线片中，关节间隙中多可发现石灰样沉积影像（图15-8）。关节炎发生得比较快（1~2 天），有时也会同时出现多个关节炎。

需要鉴别的疾病有痛风和化脓性关节炎。假痛风引起的剧烈的疼痛和关节肿胀与痛风类似，但痛风伴有高尿酸血症，好发部位多为第一跖趾关节，由此可以进行鉴别。与化脓性关节炎的鉴别需要检查关节液。

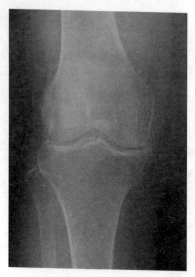

图 15-8　假痛风的 X 线片
关节间隙中发现石灰样沉积。

2.9　绞窄性末梢神经障碍

腕管综合征、肘管综合征多见，分别表现为正中神经和尺神经支配区域的感觉障碍和麻痹。

在全身状态不良的患者和镇静的患者中，由于肢位的管理不良，有时也会发生麻痹。发生率较高的有腓神经麻痹和桡神经麻痹，还有伴随肩关节脱位而出现的腋神经麻痹、伴随髋关节脱位而出现的坐骨神经麻痹。

确认有无与各神经支配区域相对应的感觉麻木、感觉丧失及肌力下降，在相应部位发现 Tinel 征时，提示存在相应的末梢神经障碍。

末梢神经传导速度（运动神经传导速度和感觉神经传导速度）在障碍部位显著延迟，通过针极肌电图检查发现相应神经所支配的肌肉的失神经电位时，可以做出诊断。

预后取决于末梢神经障碍的程度，但多数情况下恢复需要时间，大致上末梢神经每天再生 1 mm 左右。也有末梢神经障碍严重且再生困难的情况，以及恢复需要很长时间而出现肌肉变性，使末梢神经障碍成为永久性障碍的情况。

住院期间或手术后发生末梢神经障碍，患者和家属由此对医生和治疗师产生不信任感的情况也不少。为了避免末梢神经受到压迫，有必要对四肢进行管理，并且努力做到尽早发现。

3. 出现肌肉骨骼系统疼痛时的应对

虽然没有像内科并发症那样会在几分钟内出现病情加重的情况，但应对迟缓会引起麻痹，有时会导致严重的关节破坏。有的并发症必须在几天内进行处理。紧急级别高的疾病有癌症、化脓性脊柱炎、化脓性关节炎、骨折、脱位。在观察到剧烈的疼痛、发热、麻痹等不稳定信号（表 15-2）时，有必要考虑终止训练（表 15-3）。

表 15-2　出现肌肉骨骼系统疼痛时的不稳定信号

· 剧烈的疼痛
· 静息痛
· 疼痛对非甾体抗炎药等治疗没有反应
· 伴有发热和局部热感
· 伴有麻痹

表 15-3　出现肌肉骨骼系统疼痛时的检查要点

检查要点	紧急级别	应对
剧烈疼痛、静息痛	中～高	停止训练
伴有发热	中～高	停止训练
伴有麻痹	中～高	停止训练

4. 日本《康复医疗的安全管理与推进指南（第2版）》[1] 的推荐意见

CQ

在存在肌肉骨骼系统疼痛的情况下，是否进行运动负荷训练？

推荐意见

在肌肉骨骼系统疼痛的原因明确且全身状态稳定的情况下，建议在适当的疼痛管理下实施训练。但是，在实施训练的时候，要注意症状的变化，训练内容要根据患者的情况进行调整。（弱推荐，证据的确定性：弱。）

参考文献

[1] 日本リハビリテーション医学会 リハビリテーション医療における安全管理・推進のためのガイドライン策定委員会 編. リハビリテーション医療における安全管理・推進のためのガイドライン第2版. 東京：診断と治療社，2018.

第16章

水　肿

1. 引起水肿的疾病

水肿是皮下组织内细胞外液过多潴留的状态，其原因多种多样（表 16-1、16-2）。有一部分疾病的紧急性很高，为了安全地实施训练，需要能够鉴别出这些危险的情况。

表 16-1　可引起水肿的循环系统疾病

疾病	特征
心力衰竭	· 全身及双下肢水肿 · 气喘、痰多、颈静脉怒张、体重增加 · 血液检查显示脑钠肽水平升高
深静脉血栓形成（DVT）	· 单侧下肢水肿 · 皮肤发红，Homans 征阴性，血液检查可见 D- 二聚体水平升高，有时伴有轻度疼痛 · 有可能导致肺血栓栓塞症
慢性静脉功能不全	· 单侧下肢水肿 · 下肢静脉曲张、溃疡形成、色素沉着
淋巴水肿	· 单侧下肢水肿 · 腹腔和盆腔癌症手术后，放疗后 · 没有压痕的水肿

表 16-2 可引起水肿的其他疾病或因素

疾病或因素	特征
蜂窝织炎	·单侧下肢水肿 ·疼痛、局部热感，外伤史
手术部位感染	·单侧下肢水肿 ·以手术伤口为中心的疼痛、肿胀、发红、发热
痛风	·单侧下肢水肿 ·以第一跖趾关节为中心的剧烈疼痛、肿胀、发红 ·血液检查发现高尿酸血症（疼痛发作时尿酸值低）
假痛风	·单侧下肢水肿 ·四肢关节剧烈疼痛、肿胀、发红 ·血液检查显示 C 反应蛋白水平升高
肾病、肾衰竭	·全身及双下肢水肿 ·少尿、无尿 ·血液检查显示尿素氮和血肌酐水平升高、低蛋白血症 ·尿蛋白阳性 ·体重增加
肝衰竭	·全身及双下肢水肿 ·黄疸、倦怠感、腹水 ·血液检查显示谷草转氨酶、谷丙转氨酶和胆红素水平升高，低蛋白血症
甲状腺功能减退	·全身及双下肢水肿 ·认知功能低下 ·心动过缓 ·脱毛 ·声音嘶哑 ·血液检查显示游离三碘甲状腺原氨酸（FT_3）、游离甲状腺素（FT_4）水平下降，促甲状腺激素水平升高

疾病或因素	特征
营养不良	· 全身及双下肢水肿 · 体重减轻 · 血液检查显示低蛋白血症、胆碱酯酶水平低下、贫血
药源性	· 全身及双下肢水肿 · 非甾体抗炎药、降压药、糖皮质激素和其他激素、抗癌药等

考虑水肿的原因时，重要的事项是掌握水肿的分布和发病情况。此外，也可观察局部的热感和疼痛等炎症情况，了解有无并存疾病和治疗情况，将这些信息作为参考。水肿的分布有全身性、双下肢、单侧下肢等。全身性水肿和双下肢水肿多由心力衰竭、肾病、肾功能不全、肝功能不全、营养不良、药物等原因引起。单侧下肢水肿多由淋巴水肿、DVT、慢性静脉功能不全等循环障碍引起。关于发病情况，可以了解是在几天内迅速出现的水肿还是持续 1 周以上的慢性或逐渐恶化的水肿。

从水肿的性质来看，水肿分为因压迫而形成压痕的凹陷性水肿和即使压迫也不能形成压痕的非凹陷性水肿。观察有无压痕时，重要的是用手指长时间按压，应至少按压 5 秒，并观察手指松开后有无压痕。压痕的停留时间也可以被视为凹陷恢复时间。凹陷恢复时间越长，静水压增高（充血性心力衰竭或 DVT）的可能性越大。低蛋白血症（肝功能不全、肾病、肾功能不全、营养不良等）引起的水肿多为凹陷性的，凹陷恢复也很快（通常在 40 秒以内）。淋巴水肿通常为非凹陷性水肿，初期可能出现压痕，难以鉴别。

血液检查中，脑钠肽和 D- 二聚体很重要。脑钠肽在心力衰竭的筛查方面很有用，其灵敏度为 90%。D- 二聚体是 DVT 诊断中非常重要的血液检查指标，除 DVT 等血栓症外，合并癌症时、手术后等也有 D- 二聚体水平升高的趋势。

也可见到药源性水肿。容易引起水肿的药物有非甾体抗炎药、降压药、糖皮质激素、抗癌药等。

2. 代表性疾病

2.1 深静脉血栓形成（DVT）

出现水肿时，最需要注意的疾病是 DVT。DVT 分为从腘静脉到中枢侧的中央型和从腘静脉到末梢侧的周围型（小腿型）。周围型血栓大部分是无症状的，不会产生大的问题。部分血栓扩大，会形成中央型。发展为中央型时，会出现静脉回流障碍引起的水肿和皮肤颜色变化等症状，并且在近端血栓游离的情况下，会发生严重的肺血栓栓塞症，有时会出现急剧的变化。

DVT 的危险因素包括下肢麻痹、用石膏固定、高龄、长期卧床等（表 16-3）。[1] DVT 的特征性外观有水肿、疼痛、皮肤颜色变化、皮下静脉怒张。关于皮肤颜色的变化，从粉色到蓝色存在个体差异，但在站立位加重的情况较多。大腿、腘窝、小腿部的抓握痛也可以作为参考。另外，Homans 征（轻轻按压膝盖，使踝关节背屈，小腿出现疼痛）（图 16-1）和 Lowenberg 征（小腿上缠绕测定血压用的袖带，加压至 100 ~ 150 mmHg 时出现疼痛）（图 16-2）也可作为参考。检出 Homans 征时诊断 DVT 的灵敏度为 10% ~ 54%，特异度为 39% ~ 89%。[2] 因此，即使在没有 Homans 征的情况下，也不能否定 DVT，需要予以注意。

表 16-3　DVT 的危险因素 [1]

分类	危险因素
患者的一般情况	·高龄 ·肥胖 ·妊娠
既往史	·DVT*
现病史	·长期卧床* ·久坐
合并的疾病	·癌症* ·下肢骨折、骨盆骨折* ·脊髓损伤* ·多发性外伤* ·脑卒中* ·烧伤 ·感染性疾病 ·胶原病
查体	·下肢麻痹* ·下肢静脉瘤 ·脱水
治疗内容	·大手术（开腹手术等）* ·骨科手术（人工关节置换术、人工股骨头置换术、下肢骨折接骨术）* ·下肢石膏固定* ·留置有中心静脉导管

注：从病历中获取有关这些危险因素的信息。*特别重要的危险因素。

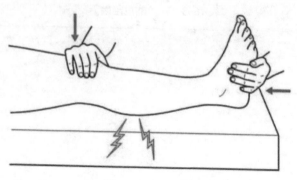

图 16-1　Homans 征

轻压膝关节处，同时使踝关节背屈，引发腓肠肌部位的疼痛。

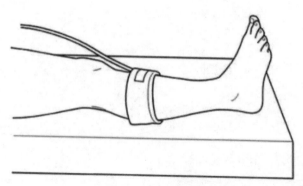

图 16-2　Lowenberg 征

在小腿部缠上测量血压用的袖带，加压至 100～150 mmHg 时腓肠肌出现疼痛。

Wells 等[3] 报道了根据危险因素以及临床所见预测 DVT 的方法。评估时将表 16-4 所示的各项目的分数相加，总分 0 分为低风险，总分 1～2 分为中风险，总分 3 分及 3 分以上为高风险。DVT 发病时，低风险患者占 3.0%，中风险患者占 16.6%，高风险患者占 74.6%。

在血液检查结果中，D-二聚体最重要。关于 D-二聚体的参考值，由于不同机构使用的检查试剂盒不同，因此，每家机构都要确认

表 16-4　Wells 评分 [3]

临床表现	分数
· 活动性恶性肿瘤（治疗中、6 个月内接受治疗、临终状态）	1
· 下肢瘫痪或石膏固定	1
· 最近卧床 3 天以上，或大手术后 4 周以内	1
· 沿着深静脉走行有局部压痛	1
· 整个下肢肿胀	1
· 与对侧相比，肿胀超过 3 cm	1
· 凹陷性水肿	1
· 有浅静脉的侧支循环（非静脉曲张性）	1
· 存在 DVT 以外更可疑的疾病	−2

注：将上述分数相加，0 分为低风险，1～2 分为中风险，3 分及 3 分以上为高风险。

各自的标准值。关于 DVT 和 D- 二聚体的文献报道称，D- 二聚体的诊断灵敏度为 90%，特异度为 5%，阴性预测值为 99% 左右 [4]。也就是说，即使 D- 二聚体水平显示出高值，也不能确诊为 DVT；相反，如果 D- 二聚体水平正常，就有很高的概率可以排除 DVT。在此基础上，通过在 DVT 的诊断程序中加入 D- 二聚体的血液检查，可以有效地进行筛查。D- 二聚体水平为高值时，追加下肢血管超声和 CT 造影（图 16-3）等影像学检查来确定诊断。

腿部静脉超声检查是无创的，筛查准确率也很高，对于大腿以及腘窝的静脉血栓，诊断灵敏度和特异度都很高，但是对于髂骨和小腿的静脉血栓，有时用超声很难检查出来，诊断准确性降低。

无论使用哪种方法，都很难以 100% 的灵敏度进行预测。因此，在对具有危险因素的患者进行诊疗时，要注意该疾病的可能性，当患

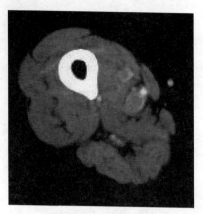

图 16-3 DVT 的 CT 图像
静脉内发现环状的造影缺损。

者的状态发生变化时，一定要进行鉴别诊断，这一点很重要。

另外，通过将各种检查相结合，可以提高诊断的准确率。将 Wells 的方法与 D- 二聚体检查、下肢静脉超声相结合来进行 DVT 的诊断，可以减少漏诊 DVT 的情况。

2.2 慢性静脉功能不全

下肢的静脉回流通过小腿肌肉的泵作用和防止逆流的静脉瓣来维持。当这些功能发生障碍或静脉中产生血栓时，会发生静脉回流不畅，出现单侧下肢的静脉性水肿。慢性静脉功能不全的原因有 DVT 的后遗症、下肢静脉曲张、麻痹、石膏固定、废用综合征等，症状有单侧下肢水肿，病情恶化时会出现疼痛、静脉瘤、溃疡等。

慢性静脉功能不全引起的水肿与 DVT 引起的水肿的鉴别很重要。慢性静脉功能不全引起的水肿不是迅速起病，而是缓慢起病的，了解水肿是从什么时候开始产生的可以作为参考。通过测定 D- 二聚体和进行下肢血管超声检查来排除 DVT，诊断就会变得更加准确。

如果患者患有慢性静脉功能不全，训练是可以安全实施的。由于废用综合征也有加重水肿的危险，因此需要积极地进行下肢运动。长筒弹力袜和弹性绷带的压力治疗也是适用的。

2.3 淋巴水肿

淋巴水肿是由于淋巴管和淋巴结发育不全或者继发性压迫或阻塞而产生的水肿。在康复对象中，淋巴水肿较多见于进行淋巴结清扫和放射治疗后的乳腺癌、子宫癌、卵巢癌患者等。淋巴水肿不仅发生在下肢，也发生在上肢（乳腺癌患者多见）。

淋巴水肿一般会产生非凹陷性水肿，但初期会有凹陷性水肿的情况，有时很难鉴别。积极的运动疗法适用于出现水肿的四肢。但是，由于皮肤脆弱，因此需要充分注意防止外伤。

3. 出现水肿时的应对

引起水肿的原因大多是慢性疾病，需要紧急处理的情况并不多见。但是，也有由心力衰竭急性恶化和DVT引起的水肿，这些情况需要予以注意，特别是DVT患者进行运动有诱发肺血栓栓塞症的危险性。发生水肿时，重要的是不要忽略了DVT和心力衰竭急性恶化的可能。注意这些不稳定的信号（表16-5），判断是否实施训练（表16-6）。

出现下肢水肿时，重要的是排除DVT。在怀疑有DVT的情况下，应开始进行适当的治疗，在治疗效果显现之前，应避免患肢过多的运动。

表 16-5 水肿时的不稳定信号

- 呼吸困难
- 呼吸过速
- 休克（血压下降、心动过速）

注：紧急级别高的是继发于 DVT 的肺血栓栓塞症。

表 16-6 出现水肿时的检查要点

检查要点	紧急级别	应对
意识障碍	高	停止训练并紧急呼叫
休克	高	停止训练并紧急呼叫
呼吸过速、SpO_2 低下	高	停止训练并紧急呼叫
其他生命体征异常	中~高	停止训练
伴随症状（出冷汗、发绀等）	中~高	停止训练

4. 日本《康复医疗的安全管理与推进指南（第2版）》[5] 的推荐

CQ

如果患者存在水肿该怎么做？

推荐意见

如果是新发的或急剧恶化的水肿，可能是由心力衰竭、静脉血栓栓塞症（DVT）等严重疾病引起的。如果怀疑有上述疾病，或原因不明，或者伴有生命体征异常，推荐停止当天的训练并进行详细检查。（强推荐，证据的确定性：弱。）

参考文献

[1] 亀田メディカルセンター 編. リハビリテーションリスク管理ハンドブック第4版. 東京: メジカルビュー社, 2019.

[2] McGee S. Evidence-based physical diagnosis. Saunders, 2007.

[3] Wells PS, Anderson DR, Bormanis J, et al. Value of assessment of pretest probability of deep-vein thrombosis in clinical management. Lancet, 1997, 350(9094): 1795-1798.

[4] Ruiz-Giménez N, Friera A, Artieda P, et al. Rapid D-dimer test combined a clinical model for deep vein thrombosis. Validation with ultrasonography and clinical follow-up in 383 patients. Thromb Haemost, 2004, 91(6): 1237-1246.

[5] 日本リハビリテーション医学会 リハビリテーション医療における安全管理・推進のためのガイドライン策定委員会 編. リハビリテーション医療における安全管理・推進のためのガイドライン第2版. 東京: 診断と治療社, 2018.